中国老年人健康状况报告

2021

中国疾病预防控制中心慢性非传染性疾病预防控制中心
编著

人民卫生出版社
·北京·

图书在版编目（CIP）数据

中国老年人健康状况报告 . 2021 / 中国疾病预防控制中心慢性非传染性疾病预防控制中心编著 . —北京：人民卫生出版社，2023.6

ISBN 978-7-117-34811-9

Ⅰ. ①中… Ⅱ. ①中… Ⅲ. ①老年人–健康状况–研究报告–中国–2021 Ⅳ. ①R161.7

中国国家版本馆 CIP 数据核字（2023）第 092716 号

| 人卫智网 | www.ipmph.com | 医学教育、学术、考试、健康，购书智慧智能综合服务平台 |
| 人卫官网 | www.pmph.com | 人卫官方资讯发布平台 |

中国老年人健康状况报告(2021)
Zhongguo Laonianren Jiankang
Zhuangkuang Baogao(2021)

编　　著：中国疾病预防控制中心慢性非传染性疾病预防控制中心
出版发行：人民卫生出版社（中继线 010-59780011）
地　　址：北京市朝阳区潘家园南里 19 号
邮　　编：100021
E - mail：pmph @ pmph.com
购书热线：010-59787592　010-59787584　010-65264830
印　　刷：人卫印务（北京）有限公司
经　　销：新华书店
开　　本：787×1092　1/16　　印张：9
字　　数：213 千字
版　　次：2023 年 6 月第 1 版
印　　次：2023 年 7 月第 1 次印刷
标准书号：ISBN 978-7-117-34811-9
定　　价：90.00 元

打击盗版举报电话：010-59787491　E-mail：WQ @ pmph.com
质量问题联系电话：010-59787234　E-mail：zhiliang @ pmph.com
数字融合服务电话：4001118166　E-mail：zengzhi @ pmph.com

《中国老年人健康状况报告（2021）》
编写委员会

主　编　吴　静　郭浩岩

副主编　王丽敏　尹香君

编　委（按姓氏笔画排序）

王　宁　王志会　王丽敏　王宝华　王春晓　王临虹　王黎君

方利文　尹香君　叶鹏鹏　丛　舒　刘韫宁　齐士格　汤淑女

阳　扬　李　纯　吴　静　张　梅　张　晗　陈晓荣　段蕾蕾

郭浩岩　黄正京　崔　露　樊　静　颜流霞

前　言

人口老龄化已成为今后较长一段时期我国的基本国情。我国人口老龄化形势严峻,老年健康问题错综复杂,老年相关疾病患病率不断上升,疾病负担日益加重,老年人患慢性病的疾病负担尤其突出。

党和国家高度重视老年人的健康工作。为积极应对人口老龄化带来的健康挑战,近年来,中共中央、国务院相继出台《"健康中国 2030"规划纲要》《国家积极应对人口老龄化中长期规划》等文件,提出促进健康老龄化的若干战略目标和具体要求。党的十九届五中全会提出实施"积极应对人口老龄化"的国家战略,2021 年全国老龄工作会议也提出"要切实加强老年健康服务,强化老年人健康管理。"

掌握我国老年人群健康状况是提高老年健康服务的重要工作基础。2021 年,中国疾病预防控制中心慢性非传染性疾病预防控制中心(以下简称"慢病中心")组织编写《中国老年人健康状况报告(2021)》,通过分析近年来慢病中心全国层面监测及调查数据,结合专家论证和文献查阅,提供全国代表性老年人健康状况、疾病危险因素和疾病负担数据,为国内外相关研究提供参考;从中发现我国老年人主要健康问题,确定高危人群及疾病危险因素,为国家制定相关政策措施、合理配置卫生资源提供科学依据。

本报告数据来源包括 2019 年全国死因监测,2019 年中国分省疾病负担研究,2018 年中国慢性病及危险因素监测,2014—2015 年中国居民慢性阻塞性肺疾病监测,2018 年中国骨质疏松症流行病学调查,2015—2021 年老年期重点疾病预防和干预项目,2015—2016 年第四次全国口腔健康流行病学调查,2015 年和 2019 年全国伤害监测,2019 年中国居民心脑血管事件报告,以及 2019 年中国肿瘤登记年报。

本报告及相关工作得到了国家卫生健康委员会疾病预防控制局、全国各地疾病预防控制中心及相关医疗机构的大力支持,撰写过程中获得众多专家的悉心指导,在此表示衷心的感谢!

编者

2023 年 1 月

目　　录

摘　要

一、基本情况

中国疾病预防控制中心慢性非传染性疾病预防控制中心（以下简称"慢病中心"）分析了近年来慢病中心全国层面监测及调查数据，系统阐述中国老年人健康状况、危险因素和疾病负担现状，形成《中国老年人健康状况报告（2021）》。

报告共八章，第一章至第七章分别为中国老年人群期望寿命与人口老龄化、死亡及疾病负担状况、主要慢性病发病及患病状况、慢性病主要危险因素流行状况、功能障碍状况、口腔健康状况和伤害状况。在此基础上，第八章提出中国老年人群目前面临的主要健康问题及应对建议。

二、主要结果

（一）期望寿命与人口老龄化

2019年，中国60岁老年人的期望寿命为21.3岁，达到全球平均水平，与1990年相比提高了4.0岁。

2020年中国60岁及以上人口已超过2.6亿，占总人口的18.7%，其中65岁及以上人口1.9亿，占总人口的13.5%。除西藏和港澳台地区外，中国其他30个省份65岁及以上老年人口比重均超过7.0%。

（二）死亡及疾病负担状况

1. **死亡状况**　2019年中国老年人群总死亡率为3 327.7/10万。老年人群死亡以慢性病死亡为主，死亡率为3 123.8/10万（占总死亡的93.9%），男性高于女性。导致死亡的主要慢性病有心脑血管疾病、恶性肿瘤和慢性呼吸系统疾病。其中，心脑血管疾病死亡率为1 572.3/10万；恶性肿瘤死亡率为778.9/10万，死亡率前5位恶性肿瘤分别是肺癌、胃癌、食管癌、结直肠癌和肝癌；慢性呼吸系统疾病死亡率为401.9/10万。

自1990年以来，老年人群慢性病标化死亡率总体呈明显下降趋势。其中，标化死亡率呈下降趋势的主要疾病有食管癌、胃癌、肝癌、脑卒中、慢性呼吸系统疾病、帕金森病；标化死亡率呈上升趋势的主要疾病有肺癌、结直肠癌、缺血性心脏病、阿尔茨海默病。

2. 疾病负担状况　2019 年,脑卒中、缺血性心脏病、慢性阻塞性肺疾病(简称"慢阻肺")、肺癌和胃癌是中国老年人群因早死导致的寿命损失年(years of life lost, YLL)的前 5 位死因。相比 2009 年,由高血压性心脏病、胰腺癌及肝癌死亡造成的寿命损失顺位提升幅度较大。老年女性中阿尔茨海默病、高血压性心脏病和糖尿病的寿命损失顺位较男性靠前,老年男性中食管癌、肝癌、肝硬化及其他慢性肝病的寿命损失顺位较女性靠前。

听力损失、脑卒中、下背痛、慢阻肺、失明及视力损失是导致中国老年人群健康寿命损失年(years lived with disability, YLD)的前 5 位疾病。相比 2009 年,跌倒、道路伤害和脑卒中所致 YLD 增幅较大,顺位提高较明显。

脑卒中、缺血性心脏病、慢阻肺、肺癌和胃癌是导致中国老年人群伤残调整生命年(disability adjusted life year, DALY)的前 5 位疾病。相比 2009 年,跌倒、高血压性心脏病和阿尔茨海默病等导致 DALY 数增幅较大,听力损失、阿尔茨海默病、高血压性心脏病、跌倒的 DALY 顺位有所提高。

(三)主要慢性病发病及患病状况

1. 高血压　2018 年,中国老年人群高血压患病率为 59.2%,75~79 岁年龄组高血压患病率最高(68.4%),女性(61.0%)高于男性(57.5%),城乡患病水平接近,东、中、西部地区的高血压患病率分别为 59.2%、61.0%、57.2%。老年人群高血压患者的患病知晓率为 53.4%,高血压治疗率为 47.3%,高血压控制率为 14.6%,高血压治疗控制率为 30.8%。这 4 个指标均是城市高于农村,西部地区最低。除高血压治疗控制率为男性高于女性外,其他 3 个指标均为女性高于男性。未诊断为高血压的老年人群中血压检测率为 68.9%。

与 2013 年相比,城市老年人群高血压患病率略有下降,农村上升 2.2 个百分点。老年人群高血压患病知晓率上升 1.5 个百分点,其中农村地区上升更为明显(2.6 个百分点)。老年人群高血压治疗率上升 3.7 个百分点,高血压控制率上升 2.4 个百分点,治疗控制率上升 2.9 个百分点。

2. 糖尿病　2018 年,中国老年人群糖尿病患病率为 24.6%,男性(23.3%)低于女性(25.9%),患病率随年龄增长而上升,城市(28.5%)明显高于农村(21.6%),东部地区患病率最高(26.9%)。老年人群糖尿病患者的患病知晓率为 46.8%,糖尿病治疗率为 42.5%,这 2 个指标均是女性高于男性、城市高于农村、西部地区最低。老年人群糖尿病患者的糖尿病控制率为 37.3%,随年龄的增长而上升,农村高于城市,西部地区最高(40.5%),东部地区最低(34.9%);治疗控制率为 30.6%,女性略高于男性,城市和农村差别不大,西部地区相对较高。未诊断为糖尿病的老年人群血糖检测率为 50.3%。

与 2013 年相比,老年人群糖尿病患病率上升 5.2 个百分点。患病知晓率上升 1.3 个百分点,其中农村上升明显(3.8 个百分点)。糖尿病患者治疗率上升 0.5 个百分点,其中农村上升明显(1.9 个百分点)。糖尿病控制率下降 2.3 个百分点,治疗控制率下降 7.4 个百分点。

3. 血脂异常　2018 年,中国老年人群高胆固醇血症患病率为 12.7%,女性(16.6%)明显高于男性(8.7%),患病率以 60~64 岁组最高(13.2%),东部地区最高,中部地区最低。老年人群高甘油三酯血症患病率为17.1%,女性(20.3%)高于男性(13.9%),城市高于农村,西部地区最高,东部地区最低。老年人群低高密度脂蛋白胆固醇血症患病率为16.4%,男性(18.9%)高于女性(13.9%),患病率以65~69岁组最高(17.6%),城市(19.1%)高于农村(14.2%)。老年人群高低密度脂蛋白胆固醇血症患病率为12.4%,女性(15.5%)高于男性(9.2%),不同年龄组患病率差别不大,城市略高于农村。老年人群总血脂异常患病率为42.0%,女性(45.8%)高于男性(38.1%),城市高于农村,东部地区最高,西部地区最低。未诊断为血脂异常的老年人群血脂检测率为39.3%。

与2013年相比,老年人群高胆固醇血症患病率上升2.2个百分点,其中女性和农村上升幅度较大。高甘油三酯血症患病率上升4.6个百分点,其中女性、农村上升幅度较大。低高密度脂蛋白胆固醇血症患病率下降1.1个百分点。高低密度脂蛋白胆固醇血症患病率与2013年相比差别不大。

4. **心脑血管疾病**　2019年,中国老年人群急性心肌梗死事件发生率为431.8/10万,男性(484.2/10万)高于女性(386.7/10万),城市(455.7/10万)略高于农村(410.4/10万)。随着年龄增长,急性心肌梗死事件发生率显著增加。中部地区急性心肌梗死事件发生率最高(523.1/10万),东部次之(405.6/10万),西部最低(363.9/10万)。

2019年,中国老年人群脑卒中急性事件发生率为2 249.7/10万,男性(2 478.6/10万)高于女性(2 032.8/10万),农村(2 300.0/10万)略高于城市(2 193.6/10万)。随着年龄增长,脑卒中急性事件发生率显著增加。东部地区脑卒中急性事件发生率最高(2 448.3/10万),中部次之(2 127.5/10万),西部最低(2 007.6/10万)。

5. **慢性阻塞性肺疾病**　2014—2015年,中国老年人群的慢阻肺患病率为24.8%,男性(35.1%)高于女性(14.5%),患病率随年龄增长而增加,农村略高于城市,西部地区依次高于东、中部地区。老年人群慢阻肺患病知晓率仅为1.1%,男性高于女性,城市高于农村,东部地区低于中、西部地区,但3个地区均在较低水平。

老年人群肺功能检查率仅为4.8%,男性高于女性,城市高于农村,东部地区高于中、西部地区。慢阻肺患者肺功能检查率为6.2%,男性略高于女性,城市高于农村,东部地区高于中、西部地区。

6. **恶性肿瘤**　2016年,中国肿瘤登记地区60岁及以上老年人群总癌发病率998.7/10万,男性(1 254.4/10万)高于女性(757.3/10万),城市高于农村。东部地区老年人群总癌发病率最高,中部地区次之,西部地区最低。

中国肿瘤登记地区60岁及以上老年人群2016年发病率第一位的是肺癌,其次是胃癌、结直肠癌、肝癌、食管癌;老年男性发病率排序前五位的癌症与老年人群一致,女性发病率从高到低依次是肺癌、结直肠癌、乳腺癌、胃癌、肝癌;女性乳腺癌发病率在60岁以后逐渐下降。

各癌症发病排序在城市和农村地区存在差异,中国城市肿瘤登记地区老年人群发病率从高到低依次是肺癌、结直肠癌、胃癌、乳腺癌、肝癌,农村肿瘤登记地区依次是肺癌、胃癌、食管癌、肝癌、结直肠癌。城市地区老年人群肺癌、乳腺癌、结直肠癌发病率高于农村,胃癌、肝癌、食管癌发病率低于农村。

7. **骨质疏松症**　2018年,中国老年人群骨质疏松症患病率为27.4%,女性(45.9%)高于男性（8.0%），农村高于城市，患病率随年龄增长而升高。老年人群骨量低下流行率为47.5%，男性（51.2%）高于女性（44.1%），农村略高于城市。

老年人群骨质疏松症患病知晓率仅为6.8%，女性（7.6%）高于男性（2.1%），城市（14.4%）高于农村（4.0%）。老年人群骨密度检测率为3.5%，男性（4.7%）高于女性（3.5%），城市（7.0%）高于农村（1.8%）。

8. 神经及精神疾病 2015年，中国老年人群阿尔茨海默病患病率为2.3%，女性（3.2%）高于男性（1.4%），农村（2.7%）高于城市（1.8%），东部地区患病率低于中、西部地区，患病率随着年龄增加而上升，80岁及以上年龄组患病率达到6.9%。

2015年，老年人群帕金森病患病率为1.4%，女性（1.5%）高于男性（1.2%），农村（1.6%）高于城市（1.1%）；地区之间患病率差异显著，中部地区依次高于西部、东部地区；患病率基本上随着年龄增加而上升。

9. 其他 2018年中国老年人群慢性肾病患病率为20.1%，女性（22.9%）高于男性（17.2%），患病率随年龄增长而上升，城市高于农村，中部地区患病率最高，东部地区最低。

2018年中国老年人群贫血患病率为10.6%，女性（11.2%）略高于男性（10.1%），患病率随年龄增长呈上升趋势，农村略高于城市，东部和中部地区患病率差异不明显，但均低于西部地区。

2018年中国老年人群患1种及以上慢性病的患病率为78.0%，患2种及以上慢性病的患病率为49.4%，患3种及以上慢性病的患病率为22.8%。患病率女性高于男性，城市高于农村。

（四）慢性病主要危险因素流行状况

2018年，中国老年人群蔬菜水果摄入不足的比例为51.1%，其中男性49.3%，女性52.8%，农村高于城市。红肉摄入过多的比例为28.7%，男性（33.7%）高于女性（24.0%），城市高于农村。营养补充剂的使用比例为16.1%，男性为12.5%，女性为19.5%，城市高于农村。

2018年，中国老年人群经常锻炼率为13.1%，男性和女性经常锻炼率分别为13.7%和12.5%，城市高于农村。老年人群身体活动不足率为23.1%，总静态行为时间为4.1小时，男性和女性水平接近。

2018年，中国老年人群现在吸烟率为24.2%，男性（45.5%）高于女性（3.7%），是女性12.3倍，农村高于城市，西部地区高于东、中部地区。现在每日吸烟率为22.0%，男性（41.6%）是女性（3.3%）的12.6倍。二手烟暴露率为46.6%，女性（48.2%）高于男性（41.8%）。吸烟者戒烟率和成功戒烟率分别为31.2%和25.4%。

2018年，中国老年人群饮酒者日均酒精摄入量为30.2g，老年男性和女性日均酒精摄入量分别为35.8g和9.2g；过去30天饮酒率为23.5%，男性（39.3%）高于女性（8.3%）；饮酒者经常饮酒率、危险饮酒率和有害饮酒率分别为44.1%、9.3%和15.2%，均呈现男性高于女性、农村高于城市的特征。

2018年，中国老年人群低体重率为3.8%，80岁及以上年龄组最高（8.1%），农村明显高于城市,西部地区高于中部和东部地区。老年人群超重率为36.6%,肥胖率为13.6%,中心型肥胖率为41.5%,均呈现女性高于男性,城市高于农村的特征。

与2013年相比,中国老年人群蔬菜水果摄入不足的比例城市下降7.3个百分点,农村无明显变化;红肉摄入过多的比例城市增长高于农村。经常锻炼率降低0.6个百分点,城市降低4.7个百分点,农村上升2.5个百分点。现在吸烟率男性无明显变化,女性下降1.0个百分点;吸烟者戒烟率和戒烟者成功戒烟率均有所上升,女性上升更多(分别为3.4个百分点和2.6个百分点)。过去30天饮酒率上升2.3个百分点。不论城乡、男性、女性,超重率均上升;女性肥胖率下降,城乡和男性肥胖率均上升,中心型肥胖率上升3.8个百分点。

(五)功能障碍状况

1. **失能率** 2015年中国老年人群日常生活活动能力(activities of daily living, ADL)失能率为19.4%,女性(25.8%)高于男性(12.6%),农村(28.3%)高于城市(8.0%)。西部地区失能率依次高于中、东部地区。失能率随年龄增加而上升。

2. **睡眠状况** 2018年中国老年人群平均每日睡眠时间为7.3小时,男性略高于女性,农村略高于城市;西部地区依次高于中、东部地区,但差异不显著。与2013年相比基本持平。

老年人群睡眠障碍流行率为68.2%,女性(73.0%)高于男性(63.3%),农村高于城市,中部地区高于东、西部地区。睡眠障碍流行率随年龄增加基本呈上升趋势。

3. **抑郁症状流行率** 2016年,中国老年人群抑郁症状流行率为12.0%,女性(14.3%)高于男性(9.5%),城市和农村持平,均为12.0%;地区之间患病率存在差异,西部地区依次高于东、中部地区;老年人抑郁症状流行率随着年龄增加而上升。

4. **听力损失现患率** 2020年,中国老年人群听力损失现患率为69.8%,男性(74.5%)高于女性(66.3%);患病率随年龄增加而上升,农村(73.0%)高于城市(65.2%)。从听力损失程度上看,轻度听力损失的现患率为47.2%,中度、重度、极重度听力损失的现患率分别为18.0%、3.6%和0.9%。随着年龄增加,中度及以上听力损失现患率逐步上升。

5. **牙齿留存状况** 2015年,在中国65~74岁老年人中,有81.7%的人存在不同程度的牙齿缺失。平均存留牙数为22.5颗,与2005年相比,增加了1.5颗。平均存留牙对数为8.0对。无牙颌率为4.5%,与2005年相比,降低了2.3个百分点。

6. **自报便秘患病率** 2015年中国老年人群自报便秘患病率为12.4%,女性(14.8%)高于男性(9.9%),城市和农村基本持平,中部地区高于西部、东部地区。自报患病率随着年龄增加而上升。

(六)口腔健康状况

2015年,中国65~74岁老年人恒牙患龋率为98.0%,恒牙龋均(DMFT)为13.3,龋补充填比为12.8%,恒牙根龋患龋率为61.9%;牙周健康率为9.3%,牙龈出血的检出率为82.6%,人均有牙龈出血的牙数11.25颗,牙石的检出率为90.3%,有6mm及以上牙周袋的检出率为14.7%,附着丧失≥4mm的检出率为74.2%;口腔黏膜异常检出率为6 455/10万;47.7%的人有未修复的缺失牙。80.9%的老年人每天刷牙,30.1%的老年人每天至少刷牙2次,45.7%

的老年人使用含氟牙膏刷牙,30.1% 的老年人每天使用牙签,0.8% 的老年人每天使用牙线。

与 2005 年相比,中国老年人群患龋率、龋均略有下降,但十几年来一直维持在高水平;中国老年人群的牙周健康率从 14.1% 下降到 9.3%,牙龈出血检出率从 68.0% 上升到 82.6%,牙石检出率从 88.7% 上升到 90.3%,有 6mm 及以上牙周袋检出率从 10.1% 上升到 14.7%,附着丧失的检出率从 65.5% 上升到 74.2%;口腔黏膜异常的检出率有所下降;义齿修复情况有所好转;刷牙情况有显著改善,老年人含氟牙膏使用率上升,部分老年人开始尝试使用牙线,使用牙签的比例有所上升。

（七）伤害状况

2019 年中国老年人群伤害总死亡率为 118.5/10 万,男性死亡率（139.8/10 万）高于女性（98.8/10 万）,跌倒和道路交通伤害位居前列。与 2015 年相比,老年人群伤害总死亡率有所降低,其中跌倒死亡率略有升高,道路交通伤害死亡率有所下降。2019 年,全国伤害监测系统老年人群因伤害在门急诊就诊的病例数占所有伤害门急诊就诊病例数的比例为 14.9%,女性高于男性,农村高于城市。其中病例数量最多的原因为跌倒,占 52.3%,其次为道路交通伤害,占 17.8%。

与 2015 年相比,农村老年人群因跌倒在门急诊就诊的比例上升 1.5 个百分点,西部地区该比例上升 2.8 个百分点,东部下降 0.8 个百分点。老年人因道路交通伤害在门急诊就诊的比例有所下降,其中城市下降较多,为 1.4 个百分点。

三、主要发现与建议

（一）主要发现

（1）老年人群总体健康状况持续向好,期望寿命增加,慢性病疾病负担较重,慢性病为老年人群主要死亡原因。

心脑血管疾病（脑卒中、缺血性心脏病）、恶性肿瘤（前五位分别是肺癌、胃癌、食管癌、结直肠癌和肝癌）和慢性呼吸系统疾病为主要死因。脑卒中、缺血性心脏病、慢阻肺、肺癌和胃癌是导致中国老年人群 DALY 的最主要疾病,也是导致中国老年人群 YLL 的前五位死因,严重影响期望寿命的增长;听力损失、脑卒中、下背痛、慢阻肺、失明及视力损失是影响中国老年人群生命质量的最重要疾病,制约了健康期望寿命的提高。

（2）老年人群高血压、糖尿病和血脂异常患病率仍在上升,农村增幅较大,患病知晓率、治疗率提升缓慢,控制效果欠佳。

2018 年中国超过 1/2（59.2%）的老年人患有高血压,近 1/4（24.6%）患有糖尿病,总血脂异常患病率达到 42.0%,且农村增幅较大,城乡差距缩小,农村地区慢性病患病不容忽视。我国在基本公共卫生服务项目中纳入了高血压、糖尿病和老年健康管理服务,为社区老年人慢性病管理打下了广泛基础。目前,全国代表性抽样调查的结果显示,知晓率、治疗率和控制率提升缓慢,控制效果有待改善。

（3）老年人群心脑血管疾病急性事件凸显,高龄老年人群尤为突出,急性心肌梗死和脑卒中性别、城乡、地区分布特点有所不同。

急性心肌梗死事件发生率为 431.8/10 万，其中 80 岁及以上年龄组最高，城市略高于农村。脑卒中急性事件发生率为 2 249.7/10 万，其中 80 岁及以上年龄组最高，农村高于城市。

（4）老年人群恶性肿瘤发病率高，男性高于女性，城市与农村地区存在差异。

老年人群恶性肿瘤发病率 998.7/10 万，男性明显高于女性。城市和农村地区发病率第一位都是肺癌，但城市地区结直肠癌、乳腺癌发病率较高，农村地区胃癌、食管癌、肝癌发病率较高。

（5）慢阻肺、骨质疏松症等其他慢性病及慢性病多病共存状况不容忽视，患病知晓率、检测率尚待提高。

中国老年人群约 1/4 患有慢阻肺（24.8%），骨质疏松症患病率达 27.4%，1/5 患有慢性肾病（20.1%），1/10 患有贫血（10.6%）。随着年龄增长，老年人群神经退行性疾病如阿尔茨海默病及帕金森病的患病率也在上升。老年人群慢性病多病共存比较普遍，近 1/2（49.4%）患 2 种及以上慢性病，超过 1/5（22.8%）的老年人患 3 种及以上慢性病。然而，相关疾病的患病知晓率、检测率低，无法早期发现和及时治疗。

（6）老年人群慢性病危险因素普遍存在，农村地区更需引起关注。

超过 1/2 的老年人超重或肥胖（超重率为 36.6%，肥胖率为 13.6%）、蔬菜水果摄入不足（51.1%），1/4 以上红肉摄入过多（28.7%），男性超过 2/5 的人现在每天吸烟（41.6%）或近 30 天饮酒（39.3%），近 1/4 老年人身体活动不足（23.1%），经常锻炼率较低（仅为 13.1%）。与此同时，农村地区危险因素和不健康生活方式上升更需引起关注。农村老年人吸烟、二手烟暴露、日均饮酒量等均高于城市，农村老年人饮酒率、有害饮酒率、红肉摄入过多比例等均有上升。

（7）老年人群功能障碍的流行率较高，失能问题不容忽视。

2015 年中国老年人群总体 ADL 失能率为 19.4%，80 岁及以上老年人达到 45.7%，女性和农村人群尤为突出。近 70% 的老年人存在听力损失和睡眠障碍，12.4% 的老年人群有便秘情况，同时，老年人群抑郁症状流行率也超过 1/10。

（8）老年人群口腔卫生行为有所改善，但牙周健康状况普遍较差且近年来有恶化趋势，义齿修复情况不佳。

老年人群口腔卫生行为有所改善，刷牙的比例、含氟牙膏使用率都有所增加，部分老年人已经开始使用牙线、定期进行牙周洁治。但牙周健康状况普遍较差且近年来有恶化趋势，义齿修复情况不佳。

（9）跌倒是中国老年人伤害致死首位原因。

全国伤害监测系统数据显示，中国老年人由跌倒所致门急诊就诊的病例数量最多，提示跌倒是中国 60 岁及以上人群伤害发生的主要原因，且随年龄增加由跌倒所致门急诊就诊的病例比例越高。与 2015 年相比，60 岁及以上老年人跌倒死亡率有所上升。目前，中国老年人伤害致死的前 3 位死因依次为跌倒、道路交通伤害和自杀，其中跌倒导致的死亡率在 75 岁及以上人群中更高，位居伤害致死的首要原因。

（二）建议

（1）坚持政府主导和部门协作，进一步完善和落实老年健康相关政策，推进老年健康服务体系建设,创建老年友好环境,加大老年健康相关政府投入。

（2）以基本公共卫生服务慢性病管理和老年健康管理服务为抓手,加强老年常见慢性病和重点疾病综合管理。

（3）广泛开展健康教育和健康促进,提升老年人群健康素养水平,促使老年人树立科学老龄观,形成并维持健康的行为生活方式。

（4）重视老年人常见身体功能障碍和心理问题的筛查与早期干预,预防老年人失能。

（5）关注老年人群口腔健康,提高卫生服务可及性。

（6）重视老年人群伤害预防,加强老年人跌倒防控工作。

（7）加强老年健康科学研究,完善老年健康监测与评估。

第一章

期望寿命与人口老龄化

中国的人口老龄化将贯穿整个21世纪。2000年,中国65岁及以上人口比重达到7.0%,开始步入老龄化社会。随着生育率持续走低,同时期望寿命逐年提高,人口老龄化进程加快,2020年第七次全国人口普查结果显示,中国60岁及以上人口已超过2.6亿,占总人口的18.7%,其中65岁及以上人口1.9亿,占总人口的13.5%。除西藏和港澳台地区外,中国其他30个省份65岁及以上老年人口比重均超过7.0%。

据联合国《世界人口展望2019》预测,到21世纪上半叶,中国老年人口规模将持续增加(图1-1)。2025年中国65岁及以上人口将超过2.0亿,在随后2025—2035年10年间,该人口将迅速增长到约3.0亿。之后老年人口规模将进入波动上升阶段,最终在2060年前后达到峰值4.0亿。但中国的老龄化进程并不止步于此,预计2050年前,65岁及以上老年人口比例呈现迅速上升趋势,2050年将超过26.0%;在21世纪下半叶老年人口规模稳定后,老龄化水平还将继续缓慢上升,在2100年达到31.9%。

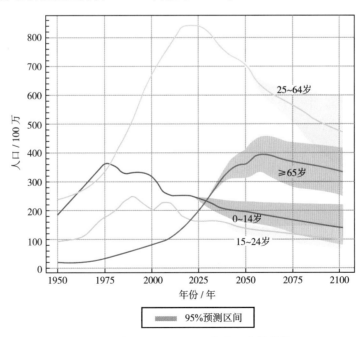

图 1-1　中国 1950—2100 年人口变化趋势

与此同时,高龄老人的规模呈增长态势。预计到 2065 年前,中国 80 岁及以上的高龄人口规模和占总人口的比例都将呈现波浪式上升趋势(图 1-2)。2040 年前后,高龄人口规模经过一段时间的稳定上升,将发展到约 7 000 万,在 60 岁及以上老年人口中占比将达约 17.0%。2040—2054 年将是高龄化进程最快的时期,在此期间高龄人口规模迅速扩大,在 2054 年将超 1.2 亿人,占比超过 25.0%。在 2054 年后高龄人口规模趋于稳定时,高龄化水平还将稳定提升,在 2065 年超过 28.0%。

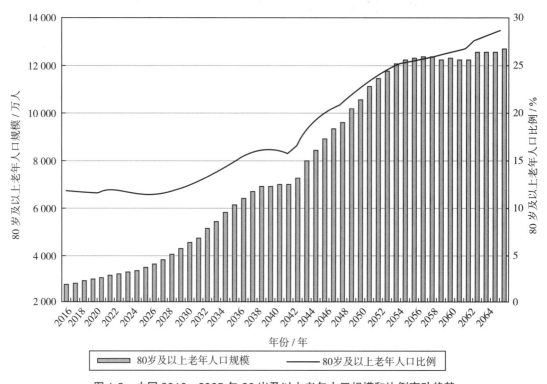

图 1-2　中国 2016—2065 年 80 岁及以上老年人口规模和比例变动趋势

党和国家高度重视老年健康工作。在过去近 30 年,随着医疗卫生服务不断完善和医疗保障水平的不断提高,中国老年人总体健康状况明显改善。2019 年,中国 60 岁老年人的期望寿命为 21.3 岁,达到全球平均水平,与 1990 年相比提高了 4.0 岁。为积极应对人口老龄化带来的健康挑战,近年来,中共中央、国务院相继出台《"健康中国 2030"规划纲要》《国家积极应对人口老龄化中长期规划》等文件,提出促进健康老龄化的若干战略目标和具体要求。党的十九届五中全会提出实施"积极应对人口老龄化"的国家战略,2021 年全国老龄工作会议也提出"要切实加强老年健康服务,强化老年人健康管理"。本报告旨在通过分析现有国家层面老年健康相关数据,掌握中国老年人群健康现况,从而为进一步提高老年健康服务提供科学依据。

第二章

死亡及疾病负担状况

本章将分别从死亡和疾病负担这两个角度阐述中国老年人群总体健康状况。

一、死亡状况

（一）三大类疾病死亡率

2019 年中国老年人群总死亡率为 3 327.7/10 万，其中男性死亡率为 3 880.4/10 万，女性为 2 818.0/10 万，男性死亡率、标化死亡率均高于女性。根据世界卫生组织划分的三大类疾病死因来看，老年人群传染病、母婴疾病和营养缺乏性疾病死亡率为 85.4/10 万（占总死亡的 2.5%），慢性非传染性疾病死亡率为 3 123.8/10 万（占总死亡的 93.9%），伤害死亡率为 118.5/10 万（占总死亡的 3.6%）。这三大类疾病的男性死亡率、标化死亡率均高于女性，见表 2-1。

表 2-1　2019 年中国老年人群三大类疾病死亡水平

疾病	合计			男性			女性		
	死亡率/10 万$^{-1}$	标化死亡率/10 万$^{-1}$	构成/%	死亡率/10 万$^{-1}$	标化死亡率/10 万$^{-1}$	构成/%	死亡率/10 万$^{-1}$	标化死亡率/10 万$^{-1}$	构成/%
传染病、母婴疾病和营养缺乏性疾病	85.4	86.7	2.5	99.4	112.2	2.6	72.5	66.5	2.6
慢性非传染性疾病	3 123.8	3 169.4	93.9	3 641.2	3 983.8	93.8	2 646.7	2 497.5	93.9
伤害	118.5	119.6	3.6	139.8	148.7	3.6	98.8	93.8	3.5
合计	3 327.7	3 375.8	100.0	3 880.4	4 244.7	100.0	2 818.0	2 657.8	100.0

注：本表标化死亡率以 2010 年第六次人口普查的 60 岁及以上人口为标准人口进行计算。

（二）主要疾病死因谱

2019 年中国老年人群前十位死因分别是心脏病、脑血管疾病、恶性肿瘤、呼吸系统疾病、伤害、内分泌营养代谢疾病、消化系统疾病、神经系统疾病、泌尿生殖系统疾病、传染病（图 2-1）。

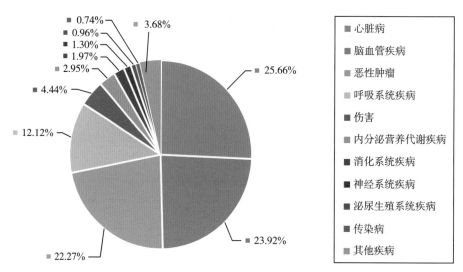

图 2-1 2019 年中国老年人群主要死因构成

老年男性前十位死因分别是恶性肿瘤、脑血管疾病、心脏病、呼吸系统疾病、伤害、内分泌营养代谢疾病、消化系统疾病、神经系统疾病、泌尿生殖系统疾病、传染病（图 2-2）。

老年女性前十位死因分别是心脏病、脑血管疾病、恶性肿瘤、呼吸系统疾病、伤害、内分泌营养代谢疾病、消化系统疾病、神经系统疾病、泌尿生殖系统疾病、传染病（图 2-3）。

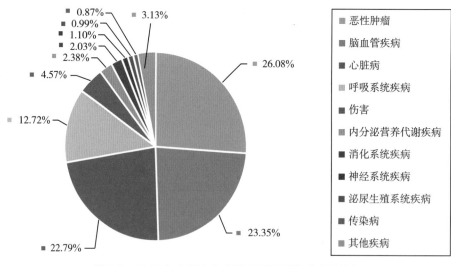

图 2-2 2019 年中国老年人群主要死因构成（男性）

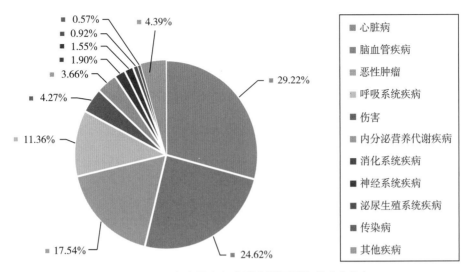

图 2-3　2019 年中国老年人群主要死因构成（女性）

男性和女性死因主要区别在于恶性肿瘤与心脏病的位次不同，男性恶性肿瘤位居第一，心脏病位居第三，而女性正好相反。

（三）主要慢性病死亡水平和趋势

1. 主要慢性病死亡水平　2019 年，中国老年人群总慢性病死亡率为 3 123.8/10 万，其中男性为 3 641.2/10 万，女性为 2 646.7/10 万。造成老年人群主要死亡的慢性病包括心脑血管疾病、恶性肿瘤、慢性呼吸系统疾病等，同时，对老年人群健康影响较为严重的疾病还包括糖尿病、神经系统疾病等，故以下主要分析这几类分系统及分具体死因的慢性病死亡状况。

2019 年中国老年人群心脑血管疾病死亡率为 1 572.3/10 万，其中男性为 1 750.0/10 万，女性为 1 408.3/10 万；脑卒中死亡率为 750.7/10 万，其中男性为 876.6/10 万，女性为 634.6/10 万；缺血性心脏病死亡率为 639.8/10 万，其中男性为 692.8/10 万，女性为 591.0/10 万。

恶性肿瘤死亡率为 778.9/10 万，其中男性为 1 046.8/10 万，女性为 532.0/10 万。从癌谱上看，2019 年中国老年人群 5 种主要恶性肿瘤死亡率从高到低依次为肺癌、胃癌、食管癌、结直肠癌和肝癌，男性死亡率高于女性。在老年女性中，恶性肿瘤死亡率排序略有不同，结直肠癌死亡率高于食管癌，排在第三位。

慢性呼吸系统疾病死亡率为 401.9/10 万，其中男性为 480.5/10 万，女性为 329.5/10 万，男性高于女性。

糖尿病死亡率为 57.0/10 万，其中男性为 56.1/10 万、女性为 57.7/10 万，女性高于男性。

神经系统疾病死亡率为 153.5/10 万，其中男性为 122.8/10 万，女性为 181.7/10 万，女性高于男性。阿尔茨海默病死亡率为 121.4/10 万，其中男性为 82.6/10 万，女性为 157.2/10 万，女性高于男性。帕金森病死亡率为 28.9/10 万，其中男性为 36.4/10 万，女性为 21.9/10 万，男性高于女性。见表 2-2、表 2-3、表 2-4。

表 2-2　2019 年中国老年人群主要慢性病死亡水平

单位：1/10 万

疾病	合计		年龄组死亡率				
	死亡率	标化死亡率	60~64 岁	65~69 岁	70~74 岁	75~79 岁	≥80 岁
心脑血管疾病	1 572.3	1 598.0	362.2	644.1	1 295.8	2 367.0	6 525.5
脑卒中	750.7	763.3	186.6	339.5	684.8	1 214.8	2 817.7
缺血性心脏病	639.8	649.9	142.0	242.2	478.4	894.9	2 860.9
恶性肿瘤	778.9	785.2	402.9	589.5	891.7	1 180.8	1 621.3
肝癌	43.2	43.4	29.4	38.1	48.1	57.7	69.1
肺癌	235.3	237.2	117.5	180.3	278.5	367.7	470.1
胃癌	127.1	128.2	62.6	94.6	150.5	196.4	264.9
食管癌	80.5	81.1	40.7	61.4	96.0	123.3	161.7
结直肠癌	76.4	77.2	34.7	51.4	82.4	120.4	189.8
慢性呼吸系统疾病	401.9	410.4	54.7	119.3	310.5	647.7	1 863.0
糖尿病	57.0	57.7	19.5	34.7	62.7	94.7	159.6
神经系统疾病	153.5	155.9	18.7	37.5	82.6	184.4	854.5
阿尔茨海默病	121.4	123.1	13.3	27.2	55.7	127.0	719.8
帕金森病	28.9	29.6	3.1	7.7	23.7	53.5	129.1
合计	3 123.8	3 169.4	919.3	1 516.3	2 791.7	4 715.0	11 540.8

注：本表标化死亡率以 2010 年第六次人口普查的 60 岁及以上人口为标准人口进行计算。

表 2-3　2019 年中国老年人群主要慢性病死亡水平（男性）

单位：1/10 万

疾病	合计		年龄组死亡率				
	死亡率	标化死亡率	60~64 岁	65~69 岁	70~74 岁	75~79 岁	≥80 岁
心脑血管疾病	1 750.0	1 941.1	471.2	809.0	1 591.9	2 875.2	7 759.4
脑卒中	876.6	964.9	243.5	432.4	862.2	1 522.0	3 554.8
缺血性心脏病	692.8	773.0	188.5	305.5	580.8	1 065.7	3 293.7
恶性肿瘤	1 046.8	1 096.6	536.2	795.3	1 215.2	1 626.2	2 466.4
肝癌	61.1	62.4	44.1	55.3	66.4	79.3	102.1
肺癌	338.3	353.3	168.8	262.2	408.1	538.6	751.1
胃癌	184.7	192.8	94.4	141.8	223.6	288.3	411.3
食管癌	124.3	129.2	67.7	98.7	148.7	187.9	264.1
结直肠癌	97.3	103.3	45.2	67.2	106.0	157.6	270.4
慢性呼吸系统疾病	480.5	544.8	73.4	158.4	410.2	853.1	2 482.1
糖尿病	56.1	60.6	19.7	33.4	61.1	95.0	188.6
神经系统疾病	122.8	140.9	18.6	37.1	83.6	186.9	724.9
阿尔茨海默病	82.6	95.4	12.0	24.4	49.4	110.3	522.8
帕金森病	36.4	41.7	3.7	9.5	30.4	71.7	194.5
合计	3 641.2	3 983.8	1 198.1	1 945.3	3 540.0	5 924.7	14 263.4

注：本表标化死亡率以 2010 年第六次人口普查的 60 岁及以上人口为标准人口进行计算。

表 2-4　2019 年中国老年人群主要慢性病死亡水平（女性）

单位：1/10 万

疾病	合计		年龄组死亡率				
	死亡率	标化死亡率	60~64 岁	65~69 岁	70~74 岁	75~79 岁	≥80 岁
心脑血管疾病	1 408.3	1 318.3	252.2	485.1	1 014.1	1 909.7	5 739.7
脑卒中	634.6	599.7	129.2	249.8	516.1	938.3	2 348.2
缺血性心脏病	591.0	548.9	95.0	181.2	380.9	741.3	2 585.2
恶性肿瘤	532.0	520.2	268.2	391.0	584.0	779.9	1 083.1
肝癌	26.8	26.3	14.6	21.6	30.6	38.2	48.1
肺癌	140.3	137.1	65.8	101.3	155.2	213.8	291.1
胃癌	74.0	72.0	30.5	49.1	80.9	113.7	171.6
食管癌	40.2	39.0	13.5	25.4	45.9	65.2	96.4
结直肠癌	57.1	55.5	24.1	36.1	59.9	86.9	138.4
慢性呼吸系统疾病	329.5	306.4	35.7	81.7	215.7	462.8	1 468.6
糖尿病	57.7	56.0	19.3	36.0	64.3	94.4	141.2
神经系统疾病	181.7	165.3	18.8	38.0	81.7	182.2	937.1
阿尔茨海默病	157.2	142.1	14.5	29.9	61.8	142.0	845.2
帕金森病	21.9	20.7	2.4	6.0	17.4	37.2	87.4
合计（总慢性病）	2 646.7	2 497.5	637.7	1 102.9	2 080.0	3 626.4	9 806.7

注：本表标化死亡率以 2010 年第六次人口普查的 60 岁及以上人口为标准人口进行计算。

2. **主要慢性病死亡趋势**　从 1990—2019 年的变化趋势来看，中国老年人群慢性病标化死亡率呈明显下降趋势，从 4 876.3/10 万降到 3 169.4/10 万，不同年份的男性慢性病标化死亡率均高于女性（图 2-4）。

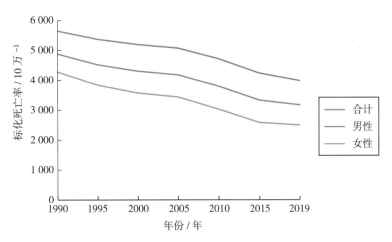

图 2-4　1990—2019 年中国老年人群慢性病标化死亡率变化趋势

从 1990—2019 年的变化趋势来看，中国老年人群心脑血管疾病标化死亡率呈下降趋势，从 2 145.5/10 万降到 1 598.0/10 万（图 2-5）；脑卒中标化死亡率呈下降趋势，从

1 232.3/10 万降到 763.3/10 万（图 2-6）；缺血性心脏病标化死亡率呈上升趋势，从 529.1/10 万升到 649.9/10 万（图 2-7）。不同年份的男性心脑血管疾病标化死亡率均高于女性。

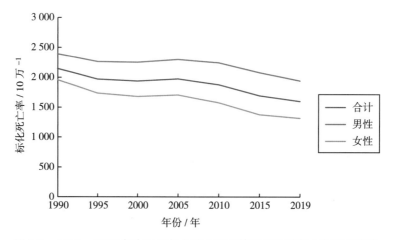

图 2-5　1990—2019 年中国老年人群心脑血管疾病标化死亡率变化趋势

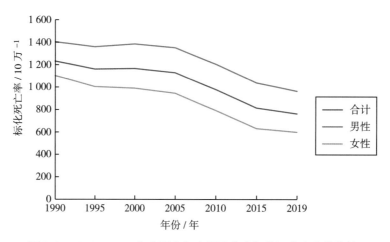

图 2-6　1990—2019 年中国老年人群脑卒中标化死亡率变化趋势

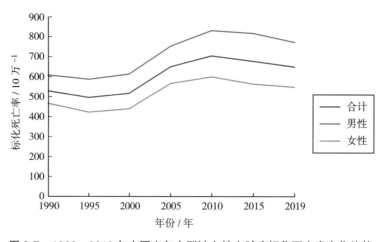

图 2-7　1990—2019 年中国老年人群缺血性心脏病标化死亡率变化趋势

　　从 1990—2019 年的变化趋势来看,中国老年人群恶性肿瘤标化死亡率变化稳定,略有下降,从 882.4/10 万降到 785.2/10 万(图 2-8)。食管癌标化死亡率有所下降,从 131.0/10 万降到 81.1/10 万(图 2-9);胃癌标化死亡率有所下降,从 210.8/10 万降到 128.2/10 万(图 2-10);肝癌标化死亡率明显下降,从 111.2/10 万降到 43.4/10 万(图 2-11);肺癌标化死亡率有所上升,从 174.4/10 万升到 237.2/10 万(图 2-12);结直肠癌标化死亡率有所上升,从 53.5/10 万升到 77.2/10 万(图 2-13)。不同年份男性恶性肿瘤标化死亡率均高于女性。

　　从 1990—2019 年的变化趋势来看,中国老年人群慢性呼吸系统疾病标化死亡率明显下降,从 1 362.5/10 万降到 410.4/10 万,不同年份的男性慢性呼吸系统疾病标化死亡率均高于女性(图 2-14)。

　　从 1990—2019 年的变化趋势来看,中国老年人群糖尿病标化死亡率略有上升,总体从 53.0/10 万升到 57.7/10 万,1990—2010 年女性糖尿病标化死亡率高于男性,2011—2019 年男性糖尿病标化死亡率高于女性(图 2-15)。

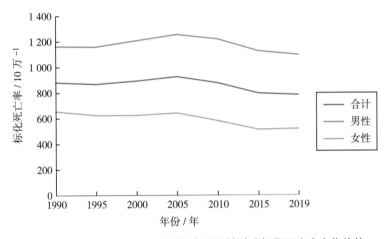

图 2-8　1990—2019 年中国老年人群恶性肿瘤标化死亡率变化趋势

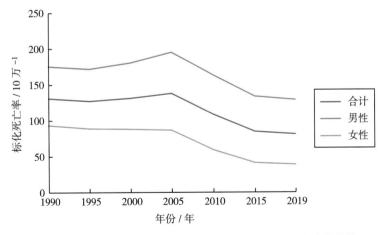

图 2-9　1990—2019 年中国老年人群食管癌标化死亡率变化趋势

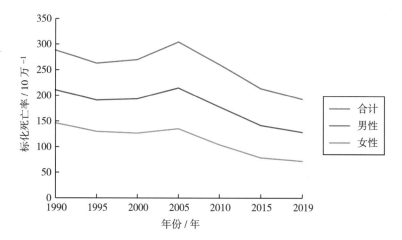

图 2-10　1990—2019 年中国老年人群胃癌标化死亡率变化趋势

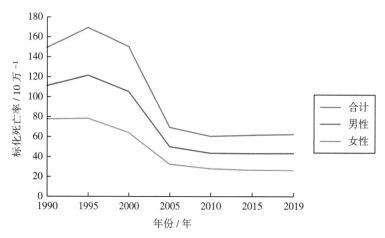

图 2-11　1990—2019 年中国老年人群肝癌标化死亡率变化趋势

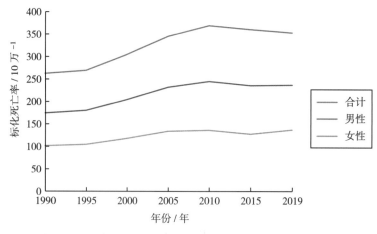

图 2-12　1990—2019 年中国老年人群肺癌标化死亡率变化趋势

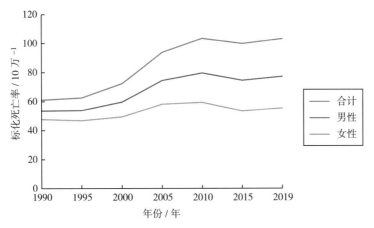

图 2-13　1990—2019 年中国老年人群结直肠癌标化死亡率变化趋势

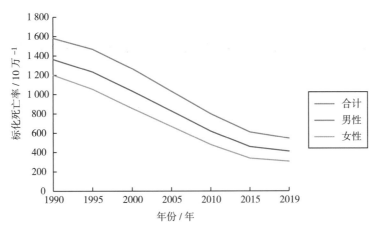

图 2-14　1990—2019 年中国老年人群慢性呼吸系统疾病标化死亡率变化趋势

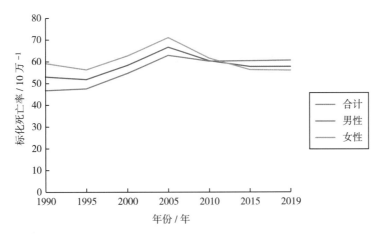

图 2-15　1990—2019 年中国老年人群糖尿病标化死亡率变化趋势

　　从 1990—2019 年的变化趋势来看,中国老年人群神经系统疾病标化死亡率变化稳定,从 154.2/10 万变化到 155.9/10 万,不同年份的女性神经系统疾病标化死亡率均高于男性(图 2-16)。阿尔茨海默病标化死亡率略有上升,从 114.7/10 万升到 123.1/10 万,女性阿尔茨海默病标化死亡率高于男性（图 2-17）；帕金森病标化死亡率略有下降，从 35.7/10 万降到 29.6/10 万，男性帕金森病标化死亡率高于女性（图 2-18）。

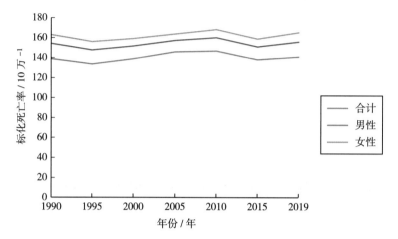

图 2-16　1990—2019 年中国老年人群神经系统疾病标化死亡率变化趋势

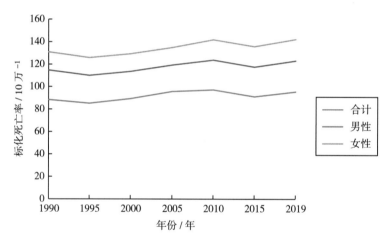

图 2-17　1990—2019 年中国老年人群阿尔茨海默病标化死亡率变化趋势

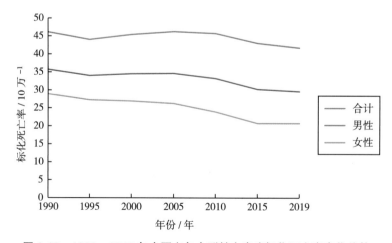

图 2-18　1990—2019 年中国老年人群帕金森病标化死亡率变化趋势

二、疾病负担状况

（一）疾病别寿命损失顺位及其变化

2019 年中国由过早死亡导致 60 岁及以上老年人群寿命损失年（YLL）达 13 388.3 万人年，其中导致 YLL 最多的疾病为脑卒中（YLL 为 2 976.6 万人年，占总 YLL 的 22.2%），其次是缺血性心脏病（2 373.5 万人年，17.7%）、慢阻肺（1 380.1 万人年，10.3%）、肺癌（1 118.8 万人年，8.4%）和胃癌（599.6 万人年，4.5%）等，见表 2-5。与 2009 年相比，从 YLL 变化来看，胰腺癌、高血压性心脏病及阿尔茨海默病等疾病 YLL 增幅较大，分别增长 67.4%、59.8% 和 48.3%，而慢阻肺的 YLL 减少；从 YLL 顺位变化来看，高血压性心脏病、肝癌、胰腺癌的 YLL 顺位明显上升，而食管癌、下呼吸道感染、肝硬化及其他慢性肝病、道路伤害的 YLL 顺位出现了下降（图 2-19）。

表 2-5 2019 年中国老年人群疾病别 YLL 水平

顺位	疾病	YLL 绝对值 / 万人年	YLL 率 / （人年·10 万⁻¹）	YLL 标化率 / （人年·10 万⁻¹）
1	脑卒中	2 976.6	11 586.6	11 711.1
2	缺血性心脏病	2 373.5	9 238.8	9 343.8
3	慢性阻塞性肺疾病	1 380.1	5 371.9	5 467.2
4	肺癌	1 118.8	4 354.8	4 355.7
5	胃癌	599.6	2 333.9	2 336.0
6	高血压性心脏病	410.3	1 597.0	1 619.9
7	食管癌	382.8	1 490.2	1 490.5
8	阿尔茨海默病	380.8	1 482.3	1 500.6
9	结直肠癌	347.1	1 351.1	1 356.6
10	慢性肾病	254.2	989.5	996.7
11	糖尿病	247.7	964.0	968.6
12	肝癌	218.2	849.5	847.3
13	下呼吸道感染	198.7	773.3	785.9
14	肝硬化及其他慢性肝病	168.7	656.6	657.6
15	胰腺癌	164.6	640.6	640.2
16	道路伤害	154.1	599.7	598.8

注：本表 YLL 标化率以 2010 年第六次人口普查的 60 岁及以上人口为标准人口进行计算。

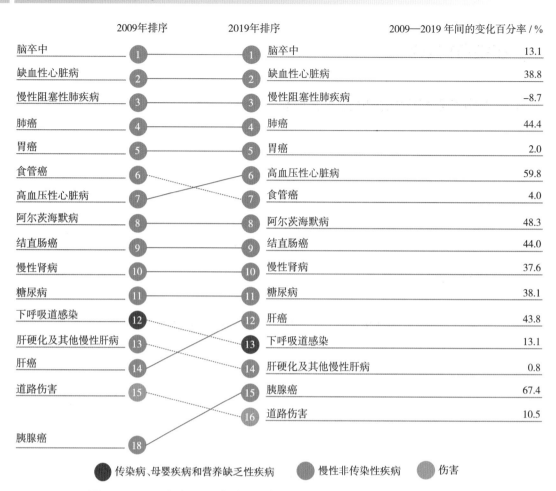

2009年排序		2019年排序		2009—2019年间的变化百分率/%
脑卒中	①	①	脑卒中	13.1
缺血性心脏病	②	②	缺血性心脏病	38.8
慢性阻塞性肺疾病	③	③	慢性阻塞性肺疾病	−8.7
肺癌	④	④	肺癌	44.4
胃癌	⑤	⑤	胃癌	2.0
食管癌	⑥	⑥	高血压性心脏病	59.8
高血压性心脏病	⑦	⑦	食管癌	4.0
阿尔茨海默病	⑧	⑧	阿尔茨海默病	48.3
结直肠癌	⑨	⑨	结直肠癌	44.0
慢性肾病	⑩	⑩	慢性肾病	37.6
糖尿病	⑪	⑪	糖尿病	38.1
下呼吸道感染	⑫	⑫	肝癌	43.8
肝硬化及其他慢性肝病	⑬	⑬	下呼吸道感染	13.1
肝癌	⑭	⑭	肝硬化及其他慢性肝病	0.8
道路伤害	⑮	⑮	胰腺癌	67.4
		⑯	道路伤害	10.5
胰腺癌	⑱			

● 传染病、母婴疾病和营养缺乏性疾病　　● 慢性非传染性疾病　　● 伤害

图 2-19　2009 年和 2019 年中国老年人群疾病别 YLL 顺位及其变化百分率

2019 年中国 60 岁及以上老年男性人群 YLL 达 7 930.1 万人年,其中导致 YLL 最多的疾病为脑卒中(YLL 为 1 752.4 万人年,占总 YLL 的 22.1%),其次是缺血性心脏病(1 328.7 万人年,16.8%)、慢阻肺(828.3 万人年,10.4%)、肺癌(786.0 万人年,9.9%)和胃癌(429.6 万人年,5.4%)等,见表 2-6。与 2009 年相比,从 YLL 变化来看,胰腺癌、高血压性心脏病及结直肠癌等疾病 YLL 增幅较大,分别增长 65.7%、64.1% 和 47.4%,而慢阻肺的 YLL 减少;从 YLL 顺位变化来看,肝癌、阿尔茨海默病、糖尿病、胰腺癌的 YLL 顺位明显上升,而下呼吸道感染、肝硬化及其他慢性肝病、道路伤害的 YLL 顺位出现了下降(图 2-20)。

表 2-6　2019 年中国老年人群疾病别 YLL 水平(男性)

顺位	疾病	YLL 绝对值/万人年	YLL 率/(人年·10 万⁻¹)	YLL 标化率/(人年·10 万⁻¹)
1	脑卒中	1 752.4	14 218.5	15 006.6
2	缺血性心脏病	1 328.7	10 780.5	11 508.4
3	慢性阻塞性肺疾病	828.3	6 720.1	7 331.8
4	肺癌	786.0	6 377.5	6 436.4

续表

顺位	疾病	YLL 绝对值 / 万人年	YLL 率 / (人年·10 万$^{-1}$)	YLL 标化率 / (人年·10 万$^{-1}$)
5	胃癌	429.6	3 485.3	3 517.8
6	食管癌	292.6	2 374.2	2 388.9
7	结直肠癌	217.4	1 763.8	1 802.3
8	高血压性心脏病	216.3	1 755.1	1 903.9
9	肝癌	152.1	1 234.2	1 226.9
10	阿尔茨海默病	139.4	1 131.1	1 252.9
11	慢性肾病	133.8	1 085.3	1 134.6
12	糖尿病	118.7	963.4	998.6
13	下呼吸道感染	115.3	935.3	1 035.1
14	肝硬化及其他慢性肝病	113.8	923.0	928.6
15	道路伤害	104.6	848.3	842.5
16	胰腺癌	96.1	780.0	783.5

注：本表 YLL 标化率以 2010 年第六次人口普查的 60 岁及以上人口为标准人口进行计算。

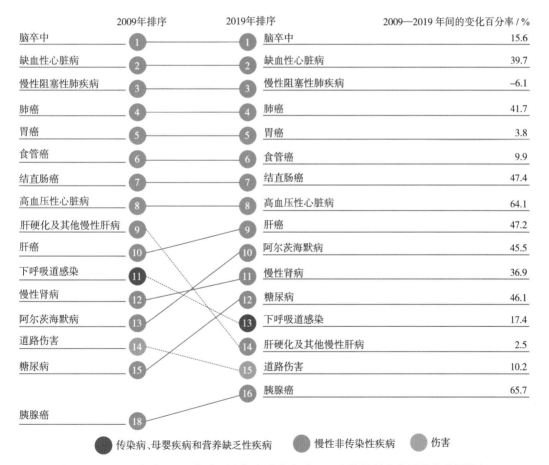

图 2-20　2009 年和 2019 年中国老年人群疾病别 YLL 顺位及其变化百分率（男性）

　　2019 年中国 60 岁及以上老年女性人群 YLL 达 5 458.3 万人年，其中导致 YLL 最多的疾病为脑卒中（YLL 为 1 224.2 万人年，占总 YLL 的 22.4%），其次是缺血性心脏病（1 044.8 万人年，19.1%）、慢阻肺（551.8 万人年，10.1%）、肺癌（332.7 万人年，6.1%）和阿尔茨海默病（241.4 万人年，4.4%）等，见表 2-7。与 2009 年相比，从 YLL 变化来看，胰腺癌、乳腺癌及高血压性心脏病等疾病 YLL 增幅较大，分别增长 69.9%、58.7% 和 55.2%，而慢阻肺、胃癌、食管癌的 YLL 减少；从 YLL 顺位变化来看，阿尔茨海默病、高血压性心脏病、结直肠癌、慢性肾病、乳腺癌、胰腺癌的 YLL 顺位明显上升，而胃癌、食管癌、下呼吸道感染的 YLL 顺位出现了下降（图 2-21）。

　　对比不同性别的疾病别 YLL 顺位发现，无论男性、女性老年人群，导致 YLL 的疾病顺位前四位均为脑卒中、缺血性心脏病、慢阻肺、肺癌，但随后的顺位在男女人群疾病排序略有不同。除性别特有疾病外，阿尔茨海默病、高血压性心脏病、糖尿病在老年女性中比在老年男性中排位高，而食管癌、肝癌、肝硬化及其他慢性肝病在老年男性中比在老年女性中排位高。造成女性 YLL 负担较高的伤害类型为跌倒，而男性为道路伤害。

表 2-7　2019 年中国老年人群疾病别 YLL 水平（女性）

顺位	疾病	YLL 绝对值 / 万人年	YLL 率 / （人年·10 万 $^{-1}$）	YLL 标化率 / （人年·10 万 $^{-1}$）
1	脑卒中	1 224.2	9 159.6	8 889.1
2	缺血性心脏病	1 044.8	7 817.0	7 487.0
3	慢性阻塞性肺疾病	551.8	4 128.6	3 949.6
4	肺癌	332.7	2 489.5	2 473.9
5	阿尔茨海默病	241.4	1 806.3	1 683.2
6	高血压性心脏病	194.0	1 451.2	1 384.1
7	胃癌	170.0	1 272.1	1 260.2
8	结直肠癌	129.7	970.6	962.3
9	糖尿病	128.9	964.6	952.6
10	慢性肾病	120.4	901.1	884.7
11	乳腺癌	103.4	773.3	777.1
12	食管癌	90.2	675.0	666.7
13	下呼吸道感染	83.4	624.0	585.8
14	胰腺癌	68.4	512.1	510.1
15	肝癌	66.1	494.8	492.9
16	跌倒	61.5	460.5	433.3

注：本表 YLL 标化率以 2010 年第六次人口普查的 60 岁及以上人口为标准人口进行计算。

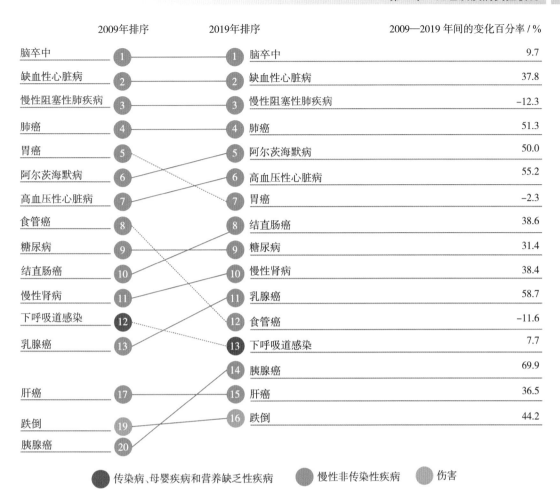

图 2-21 2009 年和 2019 年中国老年人群疾病别 YLL 顺位及其变化百分率（女性）

（二）疾病别健康寿命损失顺位及其变化

2019 年中国非致死性疾病导致 60 岁及以上老年人群的寿命损失年（YLD）达 5 637.1 万人年，其中导致 YLD 最多的疾病为听力损失（YLD 为 558.7 万人年，占总 YLD 的 9.9%），其次是脑卒中（428.9 万人年，7.6%）、下背痛（370.6 万人年，6.6%）、慢阻肺（322.4 万人年，5.7%）、失明及视力损失（309.7 万人年，5.5%）等，见表 2-8。相比 2009 年，从 YLD 变化来看，

表 2-8 2019 年中国老年人群疾病别 YLD 水平

顺位	疾病	YLD 绝对值 / 万人年	YLD 率 / （人年·10 万 ⁻¹）	YLD 标化率 / （人年·10 万 ⁻¹）
1	年龄相关及其他原因听力损失	558.7	2 174.6	2 181.9
2	脑卒中	428.9	1 669.5	1 680.3
3	下背痛	370.6	1 442.6	1 443.3

续表

顺位	疾病	YLD 绝对值 / 万人年	YLD 率 / （人年·10 万 $^{-1}$）	YLD 标化率 / （人年·10 万 $^{-1}$）
4	慢性阻塞性肺疾病	322.4	1 254.9	1 265.0
5	失明及视力损失	309.7	1 205.4	1 210.0
6	糖尿病	308.7	1 201.5	1 199.3
7	骨关节炎	254.7	991.3	991.1
8	抑郁症	228.2	888.2	887.1
9	颈部痛	199.0	774.5	773.0
10	口腔疾病	196.8	765.9	768.6
11	跌倒	181.0	704.5	708.4
12	阿尔茨海默病	175.6	683.5	695.9
13	其他肌肉骨骼疾病	173.4	674.8	671.5
14	缺血性心脏病	128.4	499.8	502.3
15	内分泌、代谢、血液和免疫 紊乱	123.2	479.6	478.2
16	道路伤害	119.6	465.5	465.2

注：本表 YLD 标化率以 2010 年第六次人口普查的 60 岁及以上人口为标准人口进行计算。

大部分疾病的 YLD 出现增加，其中跌倒、道路伤害和阿尔茨海默病等的 YLD 增幅较大，分别增长 138.6%、100.6% 和 67.3%；从 YLD 顺位变化来看，脑卒中、失明及视力损失、跌倒、道路伤害的 YLD 顺位有所提高，而下背痛、糖尿病、其他肌肉骨骼疾病等疾病的 YLD 顺位出现了下降（图 2-22）。

2019 年中国 60 岁及以上老年男性人群的 YLD 达 2 454.9 万人年，其中导致 YLD 最多的疾病为听力损失（YLD 为 270.9 万人年，占总 YLD 的 11.0%），其次是脑卒中（167.7 万人年，6.8%）、糖尿病（152.7 万人年，6.2%）、下背痛（131.3 万人年，5.3%）、失明及视力损失（129.7 万人年，5.3%）等，见表 2-9。相比 2009 年，从 YLD 变化来看，大部分疾病的 YLD 出现增加，其中跌倒、道路伤害和脑卒中等的 YLD 增幅较大，分别增长 139.1%、96.1% 和 67.6%；从 YLD 顺位变化来看，脑卒中、跌倒、道路伤害的 YLD 顺位有所提高，而下背痛、糖尿病、颈部痛、口腔疾病等疾病的 YLD 顺位出现了下降（图 2-23）。

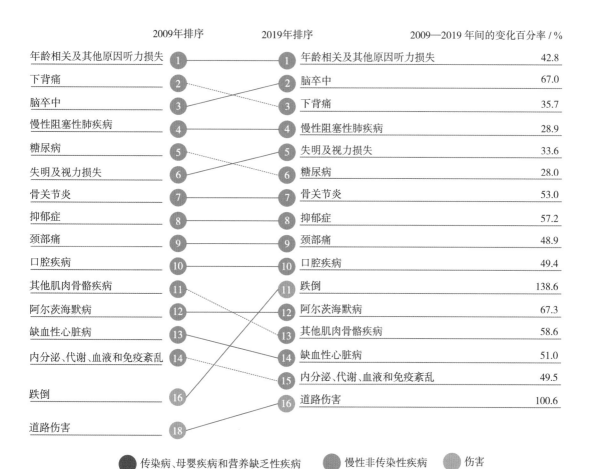

2009年排序	2019年排序	2009—2019年间的变化百分率/%
① 年龄相关及其他原因听力损失	① 年龄相关及其他原因听力损失	42.8
② 下背痛	② 脑卒中	67.0
③ 脑卒中	③ 下背痛	35.7
④ 慢性阻塞性肺疾病	④ 慢性阻塞性肺疾病	28.9
⑤ 糖尿病	⑤ 失明及视力损失	33.6
⑥ 失明及视力损失	⑥ 糖尿病	28.0
⑦ 骨关节炎	⑦ 骨关节炎	53.0
⑧ 抑郁症	⑧ 抑郁症	57.2
⑨ 颈部痛	⑨ 颈部痛	48.9
⑩ 口腔疾病	⑩ 口腔疾病	49.4
⑪ 其他肌肉骨骼疾病	⑪ 跌倒	138.6
⑫ 阿尔茨海默病	⑫ 阿尔茨海默病	67.3
⑬ 缺血性心脏病	⑬ 其他肌肉骨骼疾病	58.6
⑭ 内分泌、代谢、血液和免疫紊乱	⑭ 缺血性心脏病	51.0
⑯ 跌倒	⑮ 内分泌、代谢、血液和免疫紊乱	49.5
⑱ 道路伤害	⑯ 道路伤害	100.6

● 传染病、母婴疾病和营养缺乏性疾病　● 慢性非传染性疾病　● 伤害

图 2-22　2009 年和 2019 年中国老年人群疾病别 YLD 顺位及其变化百分率

表 2-9　2019 年中国老年人群疾病别 YLD 水平（男性）

顺位	疾病	YLD 绝对值 / 万人年	YLD 率 / （人年·10 万 ⁻¹）	YLD 标化率 / （人年·10 万 ⁻¹）
1	年龄相关及其他原因听力损失	270.9	2 197.9	2 252.3
2	脑卒中	167.7	1 360.8	1 397.9
3	糖尿病	152.7	1 238.6	1 243.2
4	下背痛	131.3	1 065.1	1 083.8
5	失明及视力损失	129.7	1 052.0	1 079.9
6	慢性阻塞性肺疾病	117.0	949.6	989.1
7	骨关节炎	101.5	823.5	826.7
8	跌倒	85.8	696.0	714.8

续表

顺位	疾病	YLD 绝对值 / 万人年	YLD 率 / （人年·10 万 $^{-1}$）	YLD 标化率 / （人年·10 万 $^{-1}$）
9	抑郁症	83.2	675.2	673.5
10	颈部痛	82.5	669.7	665.5
11	口腔疾病	80.6	653.9	667.4
12	道路伤害	67.7	549.1	550.4
13	阿尔茨海默病	63.3	513.2	571.7
14	缺血性心脏病	60.8	493.2	508.3
15	其他肌肉骨骼疾病	54.9	445.3	432.5
16	头痛症	43.6	353.4	347.7

注：本表 YLD 标化率以 2010 年第六次人口普查的 60 岁及以上人口为标准人口进行计算。

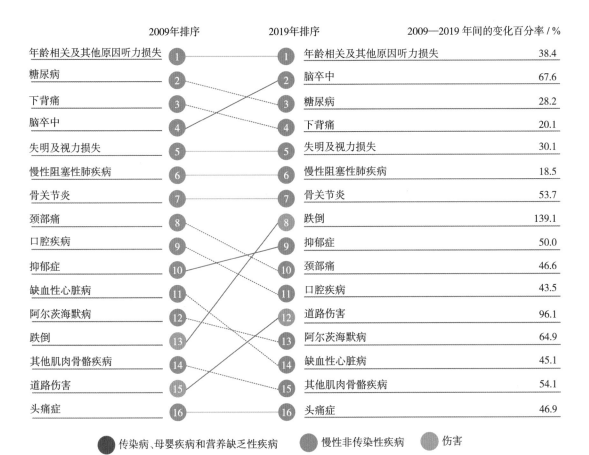

图 2-23 2009 年和 2019 年中国老年人群疾病别 YLD 顺位及其变化百分率（男性）

2019 年中国 60 岁及以上老年女性人群的 YLD 达 3 182.1 万人年,其中导致 YLD 最多的疾病为听力损失(YLD 为 287.8 万人年,占总 YLD 的 9.0%),其次是脑卒中(261.2 万人年,8.2%)、下背痛(239.3 万人年,7.5%)、慢阻肺(205.4 万人年,6.5%)、失明及视力损失(180.0 万人年,5.7%)等,见表 2-10。相比 2009 年,从 YLD 变化来看,大部分疾病的 YLD 出现增加,其中跌倒、阿尔茨海默病和脑卒中等的 YLD 增幅较大,分别增长 138.1%、68.7% 和 66.5%;从 YLD 顺位变化来看,脑卒中、其他肌肉骨骼疾病、跌倒的 YLD 顺位有所提高,而下背痛、颈部痛、口腔疾病等疾病的 YLD 顺位出现了下降(图 2-24)。在女性中其他肌肉骨骼疾病导致的 YLD 较男性更为严重。

表 2-10　2019 年中国老年人群疾病别 YLD 水平(女性)

顺位	疾病	YLD 绝对值 / 万人年	YLD 率 / (人年·10 万 $^{-1}$)	YLD 标化率 / (人年·10 万 $^{-1}$)
1	年龄相关及其他原因听力损失	287.8	2 153.1	2 115.5
2	脑卒中	261.2	1 954.3	1 920.1
3	下背痛	239.3	1 790.7	1 779.5
4	慢性阻塞性肺疾病	205.4	1 536.5	1 498.9
5	失明及视力损失	180.0	1 346.9	1 322.4
6	糖尿病	156.0	1 167.2	1 163.3
7	骨关节炎	153.2	1 146.2	1 142.6
8	抑郁症	145.0	1 084.6	1 087.4
9	其他肌肉骨骼疾病	118.5	886.5	892.2
10	颈部痛	116.4	871.0	875.5
11	口腔疾病	116.2	869.1	859.1
12	阿尔茨海默病	112.3	840.6	787.7
13	跌倒	95.2	712.4	691.1
14	内分泌、代谢、血液和免疫紊乱	88.1	658.9	667.8
15	头痛症	72.5	542.5	548.3
16	缺血性心脏病	67.6	505.9	493.3

注:本表 YLD 标化率以 2010 年第六次人口普查的 60 岁及以上人口为标准人口进行计算。

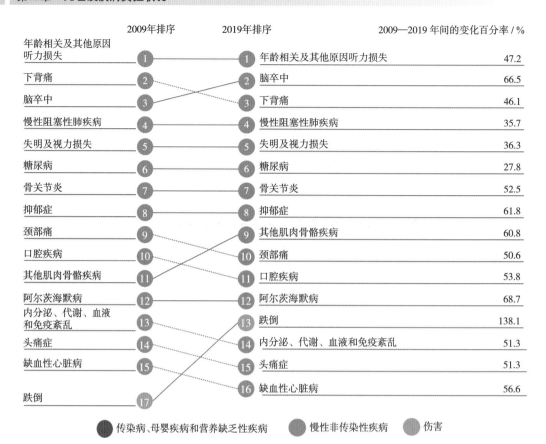

| 2009年排序 | 2019年排序 | 2009—2019年间的变化百分率 / % |

图 2-24　2009 年和 2019 年中国老年人群疾病别 YLD 顺位及其变化百分率（女性）

（三）疾病别伤残调整寿命损失顺位及其变化

2019 年疾病导致中国老年人群的伤残调整生命年（DALY）达 19 025.4 万人年,其中导致 DALY 最多的疾病为脑卒中（DALY 为 3 405.6 万人年,占总 DALY 的 17.9%）,其次是缺血性心脏病（2 501.9 万人年,13.2%）、慢阻肺（1 702.5 万人年,8.9%）、肺癌（1 133.4 万人年,6.0%）及胃癌（610.9 万人年,3.2%）等,见表 2-11。相比 2009 年,从 DALY 变化来看,大部分疾病的 DALY 出现增加,其中跌倒、高血压性心脏病和阿尔茨海默病等的 DALY 增幅较大,分别增长 87.5%、59.4% 和 53.8%;从 DALY 顺位变化来看,听力损失、阿尔茨海默病、高血压性心脏病、跌倒的 DALY 顺位有所提高,而糖尿病、食管癌等疾病的 DALY 顺位出现了下降（图 2-25）。

表 2-11　2019 年中国老年人群疾病别 DALY 水平

顺位	疾病	DALY 绝对值 / 万人年	DALY 率 / （人年·10 万 $^{-1}$）	DALY 标化率 / （人年·10 万 $^{-1}$）
1	脑卒中	3 405.6	13 256.1	13 391.4
2	缺血性心脏病	2 501.9	9 738.6	9 846.1
3	慢性阻塞性肺疾病	1 702.5	6 626.8	6 732.3
4	肺癌	1 133.4	4 411.9	4 412.9

续表

顺位	疾病	DALY 绝对值 / 万人年	DALY 率 / （人年・10 万 $^{-1}$）	DALY 标化率 / （人年・10 万 $^{-1}$）
5	胃癌	610.9	2 378.0	2 380.1
6	听力损失	558.7	2 174.6	2 181.9
7	阿尔茨海默病	556.4	2 165.9	2 196.5
8	糖尿病	556.3	2 165.5	2 167.9
9	高血压性心脏病	464.2	1 806.8	1 831.0
10	食管癌	388.4	1 511.9	1 512.3
11	下背痛	370.6	1 442.6	1 443.3
12	结直肠癌	366.3	1 425.7	1 431.4
13	慢性肾病	329.3	1 281.9	1 291.3
14	跌倒	318.3	1 238.9	1 249.7
15	失明及视力损失	309.7	1 205.4	1 210.0
16	道路伤害	273.7	1 065.2	1 064.0

注：本表 DALY 标化率以 2010 年第六次人口普查的 60 岁及以上人口为标准人口进行计算。

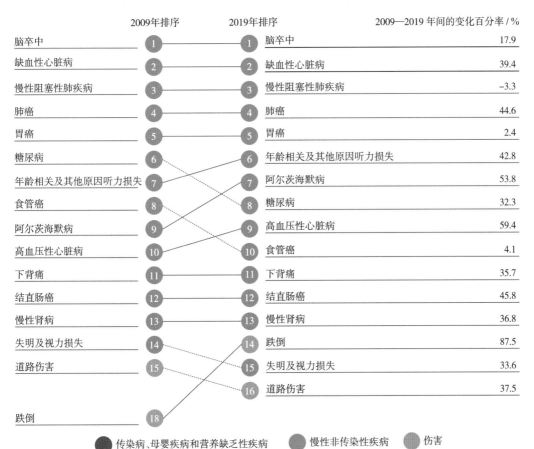

图 2-25　2009 年和 2019 年中国老年人群疾病别 DALY 顺位及其变化百分率

2019年60岁及以上老年男性人群的DALY达10 385.0万人年,其中导致DALY最多的疾病为脑卒中(DALY为1 920.2万人年,占总DALY的18.5%),其次是缺血性心脏病(1 389.5万人年,13.4%)、慢阻肺(945.3万人年,9.1%)、肺癌(796.3万人年,7.7%)及胃癌(438.0万人年,4.2%)等,见表2-12。相比2009年,从DALY变化来看,大部分疾病的DALY出现增加,其中跌倒、高血压性心脏病和阿尔茨海默病等的DALY增幅较大,分别增长85.4%、62.2%和51.1%;从DALY顺位变化来看,高血压性心脏病、跌倒、肝癌的DALY顺位有所提高,而下背痛、结直肠癌的DALY顺位出现了下降(图2-26)。

2019年60岁及以上老年女性人群的DALY达8 640.4万人年,其中导致DALY最多的疾病为脑卒中(DALY为1 485.4万人年,占总DALY的17.2%),其次是缺血性心脏病(1 112.4万人年,12.9%)、慢阻肺(757.2万人年,8.8%)、阿尔茨海默病(353.8万人年,4.1%)及肺癌(337.1万人年,3.9%)等,见表2-13。相比2009年,从DALY变化来看,大部分疾病的DALY出现增加,其中跌倒和抑郁症等的DALY数增幅较大,分别增长89.6%和61.8%;从DALY顺位变化来看,听力损失、下背痛、高血压性心脏病、失明及视力损失、跌倒和抑郁症的DALY顺位有所提高,而糖尿病、胃癌和结直肠癌的DALY顺位出现了下降(图2-27)。

表2-12 2019年中国老年人群疾病别DALY水平(男性)

顺位	疾病	DALY 绝对值 / 万人年	DALY 率 / (人年·10万⁻¹)	DALY 标化率 / (人年·10万⁻¹)
1	脑卒中	1 920.2	15 579.3	16 404.5
2	缺血性心脏病	1 389.5	11 273.7	12 016.6
3	慢性阻塞性肺疾病	945.3	7 669.7	8 321.0
4	肺癌	796.3	6 460.9	6 521.7
5	胃癌	438.0	3 553.9	3 587.3
6	食管癌	296.5	2 406.0	2 421.2
7	糖尿病	271.4	2 202.0	2 241.8
8	听力损失	270.9	2 197.9	2 252.3
9	高血压性心脏病	240.4	1 950.6	2 108.6
10	结直肠癌	229.4	1 861.3	1 901.6
11	阿尔茨海默病	202.7	1 644.3	1 824.7
12	道路伤害	172.2	1 397.4	1 392.9
13	慢性肾病	167.3	1 357.4	1 416.1
14	跌倒	161.5	1 310.6	1 370.7
15	肝癌	153.9	1 248.7	1 241.6
16	下背痛	131.3	1 065.1	1 083.8

注:本表DALY标化率以2010年第六次人口普查的60岁及以上人口为标准人口进行计算。

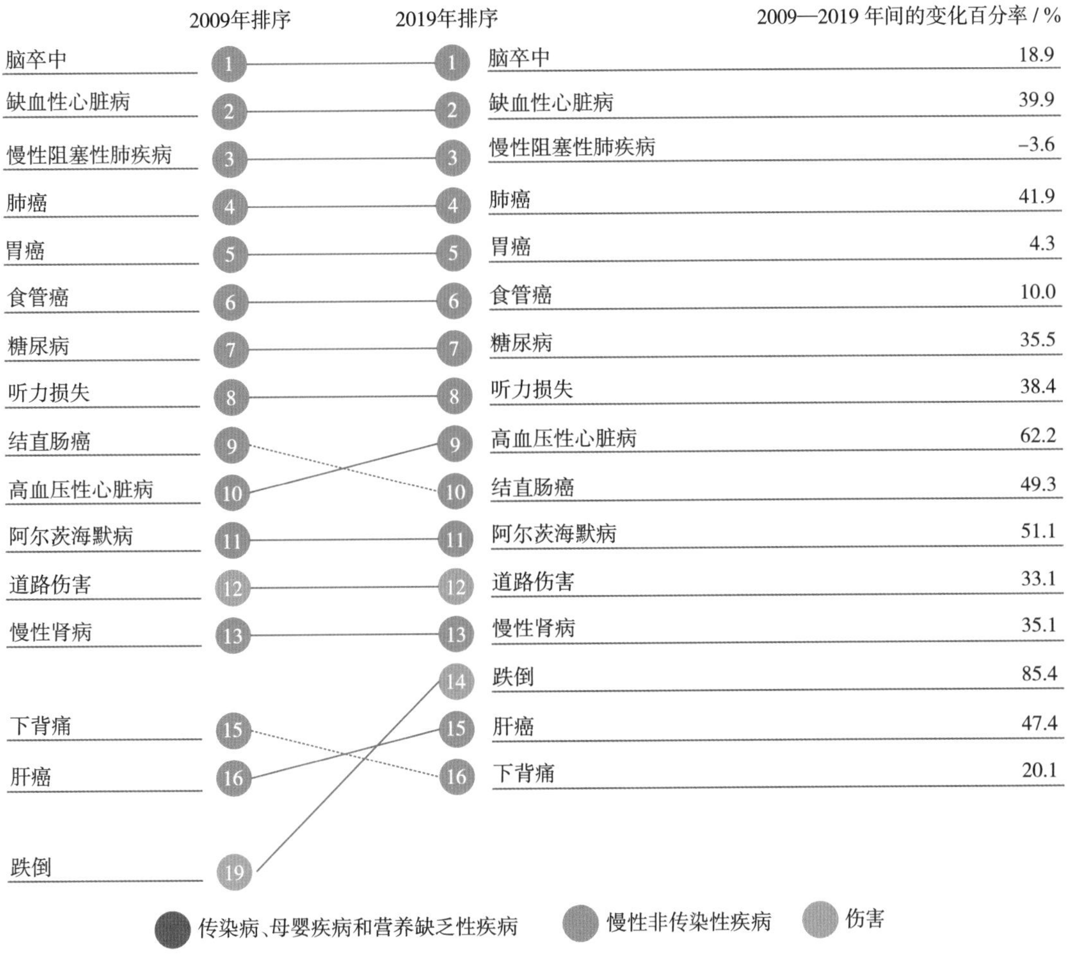

2009年排序	2019年排序		2009—2019 年间的变化百分率 / %
脑卒中	①	① 脑卒中	18.9
缺血性心脏病	②	② 缺血性心脏病	39.9
慢性阻塞性肺疾病	③	③ 慢性阻塞性肺疾病	−3.6
肺癌	④	④ 肺癌	41.9
胃癌	⑤	⑤ 胃癌	4.3
食管癌	⑥	⑥ 食管癌	10.0
糖尿病	⑦	⑦ 糖尿病	35.5
听力损失	⑧	⑧ 听力损失	38.4
结直肠癌	⑨	⑨ 高血压性心脏病	62.2
高血压性心脏病	⑩	⑩ 结直肠癌	49.3
阿尔茨海默病	⑪	⑪ 阿尔茨海默病	51.1
道路伤害	⑫	⑫ 道路伤害	33.1
慢性肾病	⑬	⑬ 慢性肾病	35.1
		⑭ 跌倒	85.4
下背痛	⑮	⑮ 肝癌	47.4
肝癌	⑯	⑯ 下背痛	20.1
跌倒	⑲		

● 传染病、母婴疾病和营养缺乏性疾病　● 慢性非传染性疾病　○ 伤害

图 2-26　2009 年和 2019 年中国老年人群疾病别 DALY 顺位及其变化百分率（男性）

表 2-13　2019 年中国老年人群疾病别 DALY 水平（女性）

顺位	疾病	DALY 绝对值 / 万人年	DALY 率 / （人年·10 万 $^{-1}$）	DALY 标化率 / （人年·10 万 $^{-1}$）
1	脑卒中	1 485.4	11 113.8	10 809.2
2	缺血性心脏病	1 112.4	8 322.9	7 980.3
3	慢性阻塞性肺疾病	757.2	5 665.1	5 448.5
4	阿尔茨海默病	353.8	2 646.9	2 470.9
5	肺癌	337.1	2 522.4	2 506.4
6	听力损失	287.8	2 153.1	2 115.5
7	糖尿病	284.9	2 131.8	2 116.0
8	下背痛	239.3	1 790.7	1 779.5
9	高血压性心脏病	223.8	1 674.3	1 598.0
10	失明及视力损失	180.0	1 346.9	1 322.4

续表

顺位	疾病	DALY 绝对值 / 万人年	DALY 率 / （人年·10万⁻¹）	DALY 标化率 / （人年·10万⁻¹）
11	胃癌	172.9	1 293.7	1 281.5
12	慢性肾病	162.0	1 212.3	1 190.8
13	跌倒	156.8	1 172.9	1 124.4
14	骨关节炎	153.2	1 146.2	1 142.6
15	抑郁症	145.0	1 084.6	1 087.4
16	结直肠癌	136.9	1 024.0	1 015.4

注：本表 DALY 标化率以 2010 年第六次人口普查的 60 岁及以上人口为标准人口进行计算。

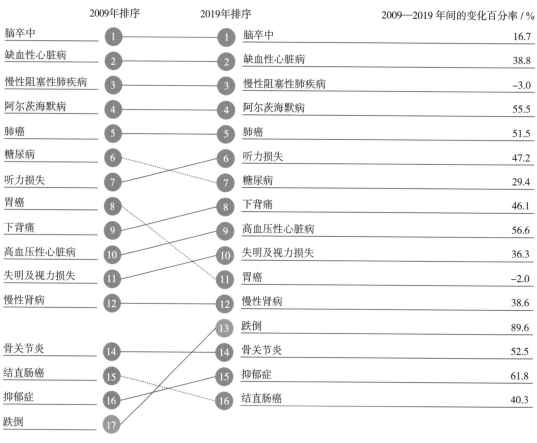

图 2-27　2009 年和 2019 年中国老年人群疾病别 DALY 顺位及其变化百分率（女性）

第三章

主要慢性病发病及患病状况

目前,慢性病是造成中国老年人死亡的主要原因。总体上看,中国老年人群的慢性病呈现出患病率高、多病共存普遍、流行趋势尚未得到有效遏制等特点。本章将具体呈现当前中国老年人群常见慢性病的流行情况以及部分慢性病的检测、治疗和控制情况。

一、高血压

(一)高血压患病率

2018 年中国老年人群高血压患病率为 59.2%,其中男性、女性分别为 57.5% 和 61.0%,女性高于男性。从年龄分布上来看,75~79 岁年龄组高血压患病率最高,为 68.4%。城市和农村老年人群高血压患病率分别为 59.2% 和 59.3%,城乡患病水平接近。东、中、西部地区的高血压患病率分别为 59.2%、61.0%、57.2%,中部地区最高,西部地区最低。见表 3-1。

表 3-1　2018 年中国老年人群高血压患病率

单位:%

年龄/岁		合计	城乡		地区		
			城市	农村	东部	中部	西部
合计	小计	59.2	59.2	59.3	59.2	61.0	57.2
	60~64	52.2	51.9	52.4	51.8	53.3	51.2
	65~69	57.6	56.6	58.4	57.0	60.2	55.6
	70~74	62.4	63.1	61.9	61.5	64.3	61.7
	75~79	68.4	68.8	68.0	69.9	70.0	64.0
	≥80	66.7	68.1	65.6	66.1	71.1	62.7
男性	小计	57.5	58.2	56.9	57.9	58.7	55.4
	60~64	52.5	54.0	51.3	53.1	53.4	50.5

续表

年龄/岁		合计	城乡		地区		
			城市	农村	东部	中部	西部
	65~69	56.3	56.2	56.4	56.9	57.9	53.8
	70~74	60.7	60.2	61.0	59.0	62.0	61.7
	75~79	63.9	64.7	63.2	66.9	64.5	58.5
	≥80	62.4	64.5	60.6	60.8	66.6	61.1
女性	小计	61.0	60.2	61.6	60.5	63.3	58.9
	60~64	51.8	49.8	53.4	50.5	53.2	52.0
	65~69	59.0	57.1	60.5	57.2	62.6	57.5
	70~74	64.1	65.8	62.7	63.9	66.7	61.7
	75~79	72.2	72.4	72.0	72.1	75.0	68.9
	≥80	70.1	71.4	69.2	70.3	74.3	64.1

与2013年发布结果相比,中国老年人群高血压患病率上升0.9个百分点,其中男性上升1.2个百分点,女性上升0.8个百分点;城市下降0.6个百分点,农村上升2.2个百分点(图3-1)。

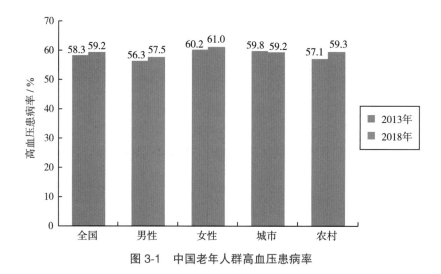

图 3-1 中国老年人群高血压患病率

(二)高血压患病知晓率

2018年中国老年人群高血压患者患病知晓率为53.4%,其中女性明显高于男性,分别为56.2%和50.3%。从年龄分布来看,70~74岁年龄组最高(55.8%),60~64岁年龄组最低(50.2%)。城市和农村老年人群高血压患病知晓率分别为58.1%和49.7%,城市明显高于农村。东、中、西部地区的高血压患病知晓率分别为57.1%、52.7%和48.3%,东部地区最高,西部地区最低,见表3-2。

表 3-2 2018 年中国老年人群高血压患病知晓率

单位：%

年龄/岁		合计	城乡		地区		
			城市	农村	东部	中部	西部
合计	小计	53.4	58.1	49.7	57.1	52.7	48.3
	60~64	50.2	53.9	47.2	54.3	50.0	43.9
	65~69	53.4	57.9	50.0	55.5	55.4	48.1
	70~74	55.8	59.5	52.7	58.3	55.6	52.4
	75~79	55.7	61.7	50.8	60.8	52.6	50.4
	≥80	53.9	61.4	48.1	59.0	48.1	50.3
男性	小计	50.3	56.8	45.0	55.0	48.5	45.0
	60~64	48.1	53.0	44.0	53.3	48.8	38.7
	65~69	49.4	56.4	44.1	51.4	50.7	44.9
	70~74	53.3	59.0	48.8	57.1	50.3	51.4
	75~79	52.0	61.0	44.7	57.6	47.0	49.0
	≥80	50.6	58.7	43.1	59.8	39.3	44.8
女性	小计	56.2	59.3	53.8	59.0	56.4	51.4
	60~64	52.3	54.8	50.4	55.3	51.3	49.1
	65~69	57.3	59.4	55.7	59.7	59.8	51.1
	70~74	58.1	59.9	56.5	59.4	60.5	53.3
	75~79	58.4	62.3	55.3	63.1	57.0	51.5
	≥80	56.2	63.6	51.1	58.4	53.7	54.6

与 2013 年发布结果相比，中国老年人群高血压患病知晓率上升 1.5 个百分点，其中男性上升 1.5 个百分点，女性上升 1.6 个百分点；城市上升 0.3 个百分点，农村上升 2.6 个百分点（图 3-2）。

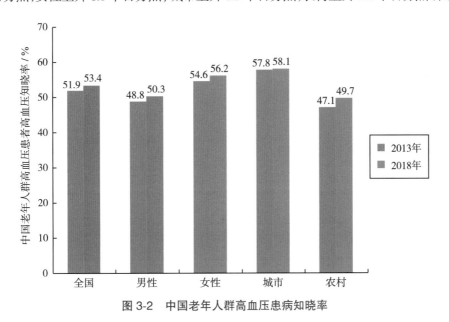

图 3-2 中国老年人群高血压患病知晓率

（三）高血压治疗率

2018 年中国老年人群高血压患者中,高血压治疗率为 47.3%,其中男性和女性分别为 43.5% 和 50.6%,女性明显高于男性。从年龄分布来看,75~79 岁年龄组高血压治疗率最高,60~64 岁年龄组最低。城乡老年人群高血压治疗率分别为 53.1% 和 42.7%,城市地区明显高于农村地区。东、中、西部地区高血压治疗率分别为 51.5%、46.6% 和 41.2%,存在明显差异,东部地区最高,西部地区最低,见表 3-3。

表 3-3　2018 年中国老年人群高血压治疗率

单位:%

年龄/岁		合计	城乡		地区		
			城市	农村	东部	中部	西部
合计	小计	47.3	53.1	42.7	51.5	46.6	41.2
	60~64	43.5	48.6	39.4	47.8	43.9	36.1
	65~69	47.1	53.2	42.4	50.5	48.5	40.7
	70~74	50.0	54.8	45.9	53.4	50.0	45.0
	75~79	50.1	56.4	45.1	55.2	48.0	43.6
	≥80	48.2	56.3	42.0	53.4	40.9	46.5
男性	小计	43.5	51.2	37.4	48.8	41.8	37.5
	60~64	40.8	47.2	35.5	46.0	42.1	30.9
	65~69	42.9	51.2	36.6	46.6	43.3	37.0
	70~74	46.7	53.9	41.1	51.6	44.2	42.9
	75~79	45.2	53.2	38.7	50.4	41.3	41.3
	≥80	44.7	55.3	34.9	54.2	30.2	42.0
女性	小计	50.6	54.9	47.3	54.0	51.0	44.7
	60~64	46.2	50.1	43.2	49.7	45.8	41.4
	65~69	51.1	55.2	48.1	54.3	53.4	44.2
	70~74	53.0	55.7	50.6	55.0	55.3	47.2
	75~79	53.8	58.8	49.8	58.6	53.3	45.3
	≥80	50.7	57.1	46.3	52.9	47.8	50.0

与 2013 年发布结果相比,中国老年人群高血压治疗率上升 3.7 个百分点,其中男性上升 3.3 个百分点,女性上升 3.9 个百分点;城市上升 2.0 个百分点,农村上升 5.1 个百分点(图 3-3)。

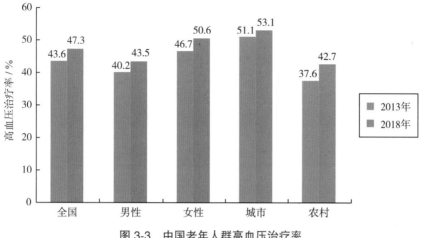

图 3-3　中国老年人群高血压治疗率

（四）高血压控制率

2018 年中国老年人群中高血压患者的高血压控制率为 14.6%，其中男性和女性分别为 14.1% 和 15.0%，女性略高于男性。无论男性还是女性，各年龄段高血压控制率未见明显差别。城市和农村老年人群的高血压控制率分别为 18.7% 和 11.3%，城市明显高于农村。东、中、西部地区高血压控制率分别为 17.6%、13.4%、11.2%，东部地区最高，西部地区最低，见表 3-4。

表 3-4　中国老年人群高血压控制率

单位：%

年龄/岁		合计	城乡		地区		
			城市	农村	东部	中部	西部
合计	小计	14.6	18.7	11.3	17.6	13.4	11.2
	60~64	14.1	18.0	11.0	18.1	12.7	9.6
	65~69	15.4	20.3	11.6	18.2	13.9	13.1
	70~74	14.9	18.1	12.2	17.9	14.0	11.8
	75~79	14.7	19.4	10.9	18.0	13.2	10.5
	≥80	13.4	17.2	10.4	13.9	13.8	11.5
男性	小计	14.1	18.8	10.2	17.4	12.0	11.2
	60~64	13.4	17.6	9.8	17.3	11.4	9.6
	65~69	14.2	18.8	10.7	16.3	13.1	12.5
	70~74	14.8	18.7	11.7	18.6	12.5	12.1
	75~79	14.3	20.5	9.3	18.5	11.6	10.7
	≥80	14.0	19.5	8.9	16.5	10.8	12.4

续表

年龄/岁		合计	城乡		地区		
			城市	农村	东部	中部	西部
女性	小计	15.0	18.7	12.2	17.7	14.7	11.2
	60~64	14.8	18.4	12.1	19.0	14.0	9.6
	65~69	16.5	21.7	12.5	20.2	14.6	13.7
	70~74	15.0	17.6	12.8	17.2	15.3	11.5
	75~79	14.9	18.6	12.1	17.7	14.5	10.5
	≥80	12.9	15.2	11.3	12.1	15.7	10.7

与2013年发布结果相比,中国老年人群高血压控制率上升2.4个百分点,其中男性上升2.3个百分点,女性上升2.5个百分点;城市上升2.7个百分点,农村上升2.3个百分点(图3-4)。

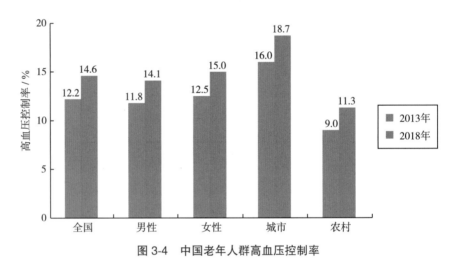

图 3-4 中国老年人群高血压控制率

(五)高血压治疗控制率

2018年中国老年人群中高血压患者的治疗控制率为30.8%,其中男性和女性分别为32.3%和29.7%,男性高于女性。65岁及以上各年龄组治疗控制率随年龄的增长逐渐下降。城市和农村老年人群高血压治疗控制率分别为35.2%和26.5%,城市明显高于农村。东、中、西部地区高血压治疗控制率分别为34.1%、28.8%、27.2%,东部地区明显高于中、西部地区,见表3-5。

与2013年发布结果相比,中国老年人群高血压治疗控制率上升2.9个百分点,其中男性上升3.0个百分点,女性上升2.9个百分点;城市上升3.8个百分点,农村上升2.5个百分点(图3-5)。

表 3-5　2018 年中国老年人群高血压治疗控制率

单位：%

年龄/岁		合计	城乡		地区		
			城市	农村	东部	中部	西部
合计	小计	30.8	35.2	26.5	34.1	28.8	27.2
	60~64	32.4	37.1	27.8	37.9	28.9	26.5
	65~69	32.6	38.1	27.4	36.1	28.6	32.2
	70~74	29.8	33.0	26.7	33.4	27.9	26.2
	75~79	29.3	34.4	24.2	32.6	27.5	24.2
	≥80	27.7	30.5	24.8	26.1	33.7	24.7
男性	小计	32.3	36.7	27.4	35.7	28.8	30.0
	60~64	32.7	37.4	27.6	37.6	27.1	30.9
	65~69	33.1	36.7	29.3	34.9	30.3	33.9
	70~74	31.6	34.8	28.4	36.0	28.4	28.2
	75~79	31.7	38.5	24.2	36.8	28.1	25.8
	≥80	31.3	35.4	25.4	30.5	35.8	29.6
女性	小计	29.7	34.0	25.8	32.8	28.8	25.1
	60~64	32.1	36.8	28.0	38.2	30.6	23.1
	65~69	32.2	39.3	26.1	37.2	27.3	30.9
	70~74	28.4	31.6	25.3	31.3	27.6	24.3
	75~79	27.8	31.6	24.2	30.1	27.2	23.1
	≥80	25.5	26.7	24.5	22.9	32.8	21.5

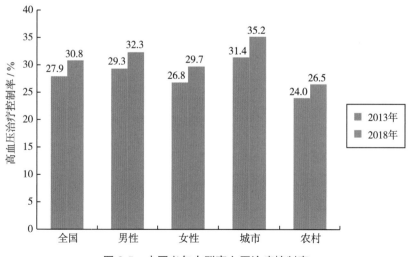

图 3-5　中国老年人群高血压治疗控制率

（六）血压检测率

2018 年中国 60 岁及以上未诊断为高血压的老年人群中血压检测率为 68.9%，其中男性为 67.9%，女性为 69.9%，女性高于男性。从年龄分布上来看，老年人群血压检测率随年龄增长基本呈上升趋势。城市、农村老年人群血压检测率分别为 73.9% 和 64.9%，城市明显高于农村。东、中、西部地区血压检测率分别为 72.9%、66.8%、65.0%，东部地区明显高于中、西部地区，见表 3-6。

表 3-6　2018 年中国老年人群血压检测率

单位：%

年龄/岁		合计	城乡		地区		
			城市	农村	东部	中部	西部
合计	小计	68.9	73.9	64.9	72.9	66.8	65.0
	60~64	65.3	70.3	61.4	69.8	63.6	60.4
	65~69	68.8	73.5	65.1	72.1	68.1	65.0
	70~74	71.5	75.5	68.3	76.0	68.9	68.0
	75~79	71.8	77.7	67.2	75.3	69.2	69.1
	≥80	71.5	77.8	66.6	75.0	66.9	69.3
男性	小计	67.9	73.2	63.7	71.8	66.4	63.6
	60~64	63.8	69.0	59.7	68.2	62.7	58.4
	65~69	67.5	72.3	63.9	70.2	67.8	63.6
	70~74	71.6	76.2	67.8	77.5	68.3	66.8
	75~79	70.6	77.0	65.4	73.0	69.3	68.4
	≥80	72.5	78.5	67.1	75.6	69.1	69.3
女性	小计	69.9	74.5	66.1	73.9	67.2	66.5
	60~64	66.9	71.6	63.0	71.4	64.5	62.6
	65~69	70.1	74.6	66.4	74.1	68.5	66.4
	70~74	71.5	74.7	68.7	74.4	69.6	69.3
	75~79	72.9	78.2	68.6	77.1	69.2	69.7
	≥80	70.8	77.1	66.2	74.5	65.3	69.3

二、糖尿病

（一）糖尿病患病率

2018 年中国老年人群糖尿病患病率为 24.6%。男性和女性分别为 23.3% 和 25.9%，男性低于女性。从年龄分布上来看，中国老年人群糖尿病患病率呈随年龄增长而上升的趋势。

城市及农村老年人群糖尿病患病率分别为 28.5% 和 21.6%，城市明显高于农村。东、中、西部地区老年人群糖尿病患病率分别为 26.9%、24.7% 和 21.0%，东部地区糖尿病患病率最高，见表 3-7。

表 3-7　2018 年中国老年人群糖尿病患病率

单位：%

年龄/岁		合计	城乡		地区		
			城市	农村	东部	中部	西部
合计	小计	24.6	28.5	21.6	26.9	24.7	21.0
	60~64	22.6	26.2	19.6	24.9	23.3	18.1
	65~69	24.2	28.7	20.7	27.2	23.8	20.5
	70~74	26.1	30.7	22.4	28.2	24.8	24.6
	75~79	26.7	30.0	24.1	28.5	27.8	22.4
	≥80	26.7	29.3	24.7	28.0	27.3	22.8
男性	小计	23.3	27.9	19.6	26.2	22.2	20.0
	60~64	22.3	27.6	18.0	25.3	21.8	18.2
	65~69	22.7	28.2	18.6	26.4	21.6	19.1
	70~74	24.4	29.2	20.7	26.8	22.8	23.0
	75~79	23.8	26.3	21.9	27.7	22.3	19.9
	≥80	25.3	28.4	22.5	25.6	25.2	24.8
女性	小计	25.9	29.0	23.5	27.6	27.2	21.9
	60~64	22.9	24.8	21.3	24.4	24.9	18.0
	65~69	25.7	29.2	22.9	28.1	26.1	22.0
	70~74	27.7	32.2	24.0	29.5	26.9	26.1
	75~79	29.2	33.2	26.0	29.1	32.9	24.8
	≥80	27.7	30.1	26.2	30.0	28.8	21.1

与 2013 年发布结果相比，中国老年人群糖尿病患病率上升 5.2 个百分点，其中男性上升 4.9 个百分点，女性上升 5.6 个百分点；城市上升 4.7 个百分点，农村上升 5.5 个百分点（图 3-6）。

（二）糖尿病患病知晓率

2018 年中国老年人群糖尿病患病知晓率为 46.8%，其中男性和女性分别为 42.4% 和 50.7%，女性明显高于男性。从年龄分布上来看，中国老年人群糖尿病患病知晓率随年龄的增长呈现先增高后下降趋势。城市和农村老年人群糖尿病患病知晓率分别为 52.9% 和 40.5%，城市明显高于农村。东、中、西部地区老年人群糖尿病患病知晓率分别为 49.7%、46.2% 和 41.8%，东部地区糖尿病患病知晓率最高，见表 3-8。

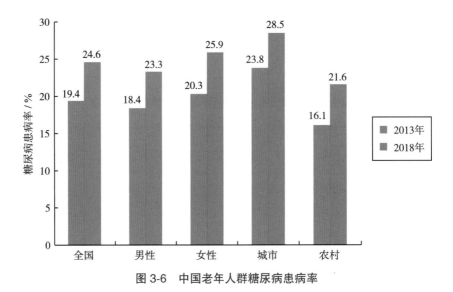

图 3-6 中国老年人群糖尿病患病率

表 3-8 2018 年中国老年人群糖尿病患病知晓率

单位：%

年龄/岁		合计	城乡		地区		
			城市	农村	东部	中部	西部
合计	小计	46.8	52.9	40.5	49.7	46.2	41.8
	60~64	47.3	51.1	43.2	49.7	46.4	43.4
	65~69	49.5	56.6	41.9	50.8	51.9	44.3
	70~74	46.8	51.5	41.4	51.6	47.3	38.2
	75~79	45.8	53.0	38.7	49.5	41.9	43.6
	≥80	40.7	52.2	30.4	44.7	37.5	34.3
男性	小计	42.4	49.8	34.0	45.8	41.8	36.3
	60~64	43.8	50.1	36.2	46.2	43.3	39.3
	65~69	45.7	53.2	37.2	48.3	48.2	38.0
	70~74	40.1	50.0	29.2	45.0	39.5	32.6
	75~79	39.6	46.2	33.3	44.5	34.7	35.8
	≥80	37.6	44.8	29.5	41.2	36.1	31.0
女性	小计	50.7	55.7	45.7	53.3	49.7	46.7
	60~64	50.7	52.1	49.4	53.4	49.2	47.6
	65~69	52.9	59.8	45.9	53.1	54.9	50.0
	70~74	52.5	52.9	52.1	57.3	54.0	43.1
	75~79	50.0	57.7	42.5	53.2	46.3	49.4
	≥80	42.9	58.9	30.9	47.2	38.4	37.5

与 2013 年发布结果相比,中国老年人群糖尿病患病知晓率上升 1.3 个百分点,其中男性上升 0.6 个百分点,女性上升 1.9 个百分点;城市下降 0.4 个百分点,农村上升 3.8 个百分点(图 3-7)。

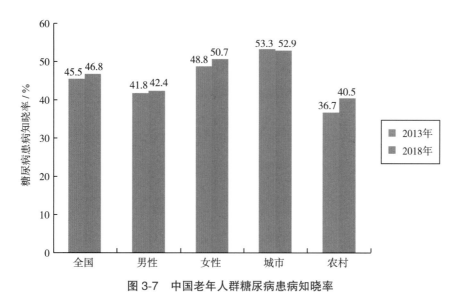

图 3-7　中国老年人群糖尿病患病知晓率

(三)糖尿病治疗率

2018 年中国老年人群糖尿病患者的治疗率为 42.5%,男性、女性分别为 38.1% 和 46.3%,女性明显高于男性。从年龄分布上来看,中国老年人群糖尿病治疗率均呈现随年龄增加先增长后下降的趋势。城市及农村老年人群糖尿病治疗率分别为 49.1% 和 35.5%,城市明显高于农村。东、中、西部地区老年人群糖尿病治疗率分别为 45.5%、42.3% 和 36.9%,东部地区最高,西部地区明显低于东、中部地区,见表 3-9。

表 3-9　2018 年中国老年人群糖尿病治疗率

单位:%

年龄 / 岁		合计	城乡		地区		
			城市	农村	东部	中部	西部
合计	小计	42.5	49.1	35.5	45.5	42.3	36.9
	60~64	43.3	47.5	38.8	46.4	41.9	39.0
	65~69	45.5	53.1	37.2	46.7	47.8	40.2
	70~74	41.7	47.1	35.7	46.6	42.2	33.2
	75~79	41.4	49.0	34.1	44.6	39.4	37.8
	≥80	36.1	49.3	24.4	39.8	35.1	27.6
男性	小计	38.1	46.3	28.9	41.2	38.2	31.9
	60~64	39.8	47.0	31.1	42.5	38.8	35.6

续表

年龄/岁		合计	城乡		地区		
			城市	农村	东部	中部	西部
	65~69	41.8	50.3	32.0	44.4	43.4	34.9
	70~74	35.7	45.2	25.2	40.9	36.4	26.4
	75~79	35.1	41.4	29.2	38.0	34.0	30.6
	≥80	32.0	42.6	20.3	34.7	32.4	25.6
女性	小计	46.3	51.7	40.9	49.3	45.5	41.5
	60~64	46.8	48.0	45.5	50.5	44.6	42.5
	65~69	48.8	55.7	41.7	49.0	51.5	45.0
	70~74	47.0	48.7	45.0	51.6	47.2	39.1
	75~79	45.8	54.2	37.5	49.4	42.7	43.1
	≥80	39.1	55.2	26.9	43.4	36.7	29.5

与 2013 年发布结果相比,中国老年人群糖尿病治疗率上升 0.5 个百分点,其中男性下降 0.1 个百分点,女性上升 1.1 个百分点;城市下降 0.2 个百分点,农村上升 1.9 个百分点(图 3-8)。

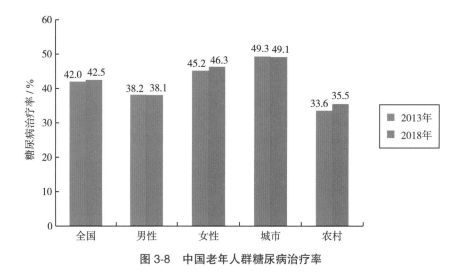

图 3-8　中国老年人群糖尿病治疗率

（四）糖尿病控制率

2018 年中国老年人群糖尿病患者的糖尿病控制率为 37.3%,其中男性、女性分别为 36.7% 和 37.7%,两者基本持平。从年龄分布上来看,中国老年人群糖尿病控制率总体呈随年龄增长而上升的趋势。城市和农村老年人群糖尿病控制率分别为 36.0% 和 38.5%,农村高于城市。东、中、西部地区老年人群糖尿病控制率分别为 34.9%、38.3% 和 40.5%,西部地区最高,东部地区低于中、西部地区,见表 3-10。

表 3-10　2018 年中国老年人群糖尿病控制率

单位：%

年龄/岁		合计	城乡		地区		
			城市	农村	东部	中部	西部
合计	小计	37.3	36.0	38.5	34.9	38.3	40.5
	60~64	34.1	34.5	33.7	31.5	36.2	36.4
	65~69	34.3	32.4	36.4	31.5	34.3	39.4
	70~74	39.1	36.7	41.7	33.9	40.4	46.1
	75~79	40.7	40.0	41.5	38.3	43.5	41.9
	≥80	44.6	42.3	46.6	48.0	41.4	39.9
男性	小计	36.7	34.7	39.0	33.9	36.5	42.7
	60~64	31.9	31.5	32.3	29.0	33.4	35.7
	65~69	34.6	32.6	36.9	30.9	33.9	42.4
	70~74	38.4	35.4	41.8	33.2	38.0	47.5
	75~79	42.2	38.8	45.4	40.1	41.2	47.7
	≥80	47.7	45.3	50.4	49.4	44.8	47.2
女性	小计	37.7	37.3	38.2	35.8	39.7	38.6
	60~64	36.3	37.7	35.0	34.1	38.6	37.1
	65~69	34.1	32.2	35.9	32.1	34.6	36.7
	70~74	39.6	37.9	41.6	34.5	42.4	44.9
	75~79	39.7	40.8	38.6	36.9	44.9	37.5
	≥80	42.3	39.7	44.3	47.0	39.3	32.8

　　与 2013 年发布结果相比，中国老年人群糖尿病控制率下降 2.3 个百分点，其中男性下降 2.4 个百分点，女性下降 2.3 个百分点；城市下降 2.9 个百分点，农村下降 1.9 个百分点（图 3-9）。

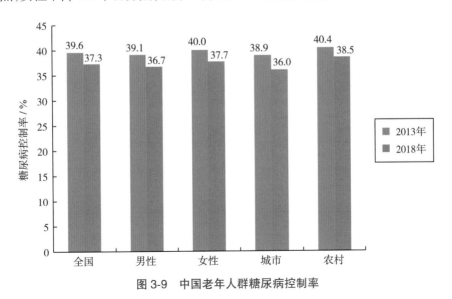

图 3-9　中国老年人群糖尿病控制率

（五）糖尿病治疗控制率

2018年中国老年人群采取治疗措施的糖尿病患者的糖尿病控制率为30.6%，其中男性和女性分别为29.1%和31.7%，女性高于男性。从年龄分布上来看，糖尿病治疗控制率总体呈随着年龄增长而上升的趋势。城市和农村老年人群糖尿病治疗控制率分别为30.8%和30.3%，两者基本持平。东、中、西部地区糖尿病治疗控制率分别为30.1%、29.9%、32.9%，其中西部地区最高，东部和中部地区两者基本持平，见表3-11。

表3-11　2018年中国老年人群糖尿病治疗控制率

单位：%

年龄/岁		合计	城乡		地区		
			城市	农村	东部	中部	西部
合计	小计	30.6	30.8	30.3	30.1	29.9	32.9
	60~64	28.9	30.2	27.1	27.9	30.0	29.3
	65~69	28.2	27.7	28.9	26.5	26.5	33.9
	70~74	32.3	29.7	36.0	28.5	34.0	38.4
	75~79	34.0	36.0	31.1	34.9	32.7	33.6
	≥80	34.0	34.6	32.9	40.9	23.9	26.1
男性	小计	29.1	29.8	28.0	27.7	28.4	33.8
	60~64	27.0	28.1	25.0	24.9	28.5	29.9
	65~69	27.1	27.8	25.7	23.4	24.3	39.9
	70~74	30.1	31.0	28.3	29.2	29.2	33.9
	75~79	34.2	33.8	34.6	30.7	38.7	36.3
	≥80	34.3	33.7	35.8	44.6	20.4	23.2
女性	小计	31.7	31.7	31.6	31.9	30.8	32.3
	60~64	30.4	32.4	28.4	30.6	31.1	28.6
	65~69	29.0	27.5	30.9	29.2	28.1	29.8
	70~74	33.7	28.6	39.8	28.0	37.2	41.0
	75~79	33.9	37.2	29.1	37.3	29.7	32.2
	≥80	33.7	35.1	31.6	38.7	25.7	28.6

与2013年发布结果相比，中国老年人群糖尿病治疗控制率下降7.4个百分点，其中男性下降8.7个百分点，女性下降6.4个百分点；城市下降7.9个百分点，农村下降6.5个百分点（图3-10）。

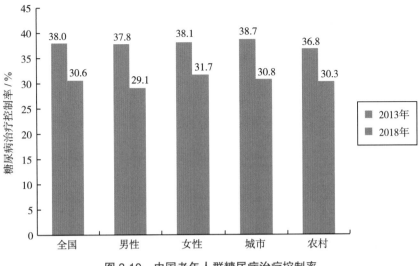

图 3-10　中国老年人群糖尿病治疗控制率

（六）血糖检测率

2018 年中国 60 岁及以上未诊断为糖尿病的老年人群血糖检测率为 50.3%，其中男性和女性分别为 48.3% 和 52.3%，女性高于男性。从年龄分布上来看，中国老年人群血糖检测率总体呈现随着年龄增长先增长后下降的趋势。城市和农村老年人群血糖检测率分别为 58.3% 和 44.3%，城市明显高于农村。东、中、西部地区老年人群血糖检测率分别为 56.1%、45.7%、46.9%，东部地区明显高于中、西部地区，西部地区略高于中部地区，见表 3-12。

表 3-12　中国老年人群血糖检测率

单位：%

年龄/岁		合计	城乡		地区		
			城市	农村	东部	中部	西部
合计	小计	50.3	58.3	44.3	56.1	45.7	46.9
	60~64	43.7	52.1	37.2	50.7	38.6	39.2
	65~69	53.5	62.6	47.0	60.0	50.5	48.3
	70~74	55.6	63.0	50.0	61.3	50.9	53.0
	75~79	53.5	60.2	48.6	57.5	49.4	52.0
	≥80	50.6	58.1	45.3	54.6	43.6	50.6
男性	小计	48.3	56.3	42.4	54.1	43.9	44.9
	60~64	40.5	49.2	34.2	47.5	35.2	36.6
	65~69	50.0	59.1	43.8	54.9	48.9	45.0
	70~74	54.7	60.7	50.3	60.1	49.4	52.9
	75~79	53.1	59.3	48.5	57.3	49.7	51.3
	≥80	53.3	62.9	45.0	59.7	43.3	50.6

续表

年龄/岁		合计	城乡		地区		
			城市	农村	东部	中部	西部
女性	小计	52.3	60.3	46.3	58.1	47.5	48.9
	60~64	46.9	55.0	40.5	54.0	42.1	42.0
	65~69	57.2	66.2	50.5	65.3	52.2	51.9
	70~74	56.7	65.3	49.6	62.6	52.4	53.0
	75~79	53.8	61.1	48.7	57.7	49.1	52.8
	≥80	48.3	53.1	45.5	50.0	43.8	50.6

三、血脂异常

（一）高胆固醇血症患病率

2018 年中国老年人群高胆固醇血症患病率为 12.7%，其中男性和女性分别为 8.7% 和 16.6%，女性明显高于男性，是男性的 1.9 倍。从年龄分布上来看，高胆固醇血症患病率以 60~64 岁年龄组最高（13.2%），75~79 岁年龄组最低（12.0%）。城市和农村老年人群高胆固醇血症患病率均为 12.7%。东、中、西部地区分别为 14.1%、10.8% 和 12.7%，东部地区最高，中部地区最低，见表 3-13。

表 3-13　2018 年中国老年人群高胆固醇血症患病率

单位：%

年龄/岁		合计	城乡		地区		
			城市	农村	东部	中部	西部
合计	小计	12.7	12.7	12.7	14.1	10.8	12.7
	60~64	13.2	13.7	12.9	14.4	11.8	13.3
	65~69	12.4	12.4	12.4	13.6	10.4	12.8
	70~74	12.7	12.8	12.6	15.7	8.7	12.9
	75~79	12.0	11.5	12.5	12.5	11.1	12.5
	≥80	12.7	11.4	13.7	14.2	12.4	9.8
男性	小计	8.7	8.9	8.5	9.6	7.3	8.9
	60~64	9.9	10.0	9.8	10.3	8.5	10.8
	65~69	8.3	8.2	8.3	9.3	6.7	8.6
	70~74	8.6	10.2	7.3	12.0	4.4	8.3
	75~79	7.2	6.8	7.5	7.0	7.2	7.5
	≥80	7.7	7.4	7.9	6.9	10.8	5.8

年龄/岁		合计	城乡		地区		
			城市	农村	东部	中部	西部
女性	小计	16.6	16.3	16.8	18.4	14.3	16.4
	60~64	16.7	17.4	16.1	18.5	15.0	15.8
	65~69	16.5	16.4	16.6	17.9	14.2	17.1
	70~74	16.8	15.3	18.1	19.4	13.1	17.4
	75~79	16.1	15.6	16.6	16.7	14.7	16.9
	≥80	16.7	15.1	17.8	20.2	13.6	13.1

与2013年发布的结果相比,中国老年人群高胆固醇血症患病率上升2.2个百分点,其中男性上升1.6个百分点,女性上升2.8个百分点;城市上升1.2个百分点,农村上升3.0个百分点(图3-11)。

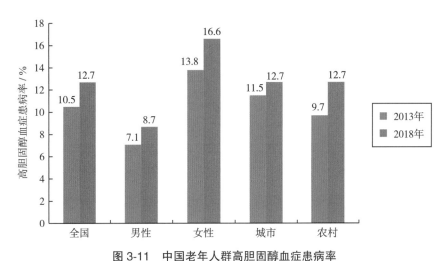

图3-11　中国老年人群高胆固醇血症患病率

(二)高甘油三酯血症患病率

2018年中国老年人群高甘油三酯血症患病率为17.1%,其中男性和女性分别为13.9%和20.3%,女性明显高于男性,是男性的1.5倍。从年龄分布上来看,高甘油三酯血症患病率随年龄增长呈下降趋势。城市和农村老年人群高甘油三酯血症患病率分别为18.2%和16.3%,城市高于农村。东、中、西部地区分别为16.0%、17.4%和18.6%,西部地区最高,东部地区最低,见表3-14。

与2013年发布结果相比,中国老年人群高甘油三酯血症患病率上升4.6个百分点,其中男性上升3.8个百分点,女性上升5.5个百分点;城市上升3.7个百分点,农村上升5.3个百分点(图3-12)。

表 3-14　2018 年中国老年人群高甘油三酯血症患病率

单位：%

年龄/岁		合计	城乡		地区		
			城市	农村	东部	中部	西部
合计	小计	17.1	18.2	16.3	16.0	17.4	18.6
	60~64	19.1	20.4	18.0	17.4	20.1	20.4
	65~69	17.7	18.5	17.1	17.5	17.3	18.4
	70~74	16.7	18.2	15.5	15.8	15.5	19.3
	75~79	15.0	15.4	14.8	13.9	15.7	16.1
	≥80	13.1	13.9	12.4	11.6	14.2	14.8
男性	小计	13.9	15.4	12.7	12.8	14.1	15.3
	60~64	17.0	19.1	15.3	15.7	17.8	17.9
	65~69	14.6	16.6	13.0	14.9	13.5	15.3
	70~74	12.6	14.5	11.0	11.5	11.7	15.1
	75~79	10.0	10.6	9.6	7.9	11.0	12.0
	≥80	8.6	7.2	9.8	7.8	9.6	9.4
女性	小计	20.3	20.8	19.8	18.9	20.7	21.9
	60~64	21.2	21.6	20.8	19.1	22.4	22.9
	65~69	20.9	20.3	21.3	20.2	21.2	21.5
	70~74	20.8	21.7	20.0	20.1	19.2	23.5
	75~79	19.2	19.5	19.0	18.5	19.9	19.7
	≥80	16.6	20.0	14.3	14.8	17.5	19.3

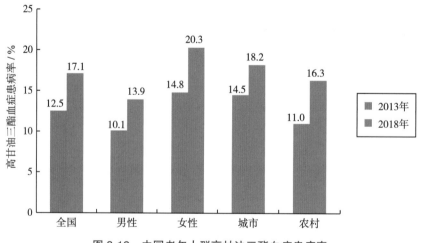

图 3-12　中国老年人群高甘油三酯血症患病率

（三）低高密度脂蛋白胆固醇血症患病率

2018 年中国老年人群低高密度脂蛋白胆固醇血症患病率为 16.4%,其中男性和女性分别为 18.9% 和 13.9%,男性明显高于女性。从年龄分布上来看,低高密度脂蛋白胆固醇血症患病率以 65~69 岁年龄组最高（17.6%）,80 岁及以上年龄组最低（13.5%）。城市和农村老年人群低高密度脂蛋白胆固醇血症患病率分别为 19.1% 和 14.2%,城市明显高于农村。东、中、西部地区分别为 15.5%、18.6% 和 15.2%,东部和西部地区差异不明显,均低于中部地区,见表 3-15。

表 3-15　2018 年中国老年人群低高密度脂蛋白胆固醇血症患病率

单位:%

年龄/岁		合计	城乡		地区		
			城市	农村	东部	中部	西部
合计	小计	16.4	19.1	14.2	15.5	18.6	15.2
	60~64	17.0	19.4	15.1	15.8	19.4	15.8
	65~69	17.6	21.1	14.8	17.5	19.4	15.6
	70~74	16.1	18.4	14.1	15.8	17.3	15.0
	75~79	15.4	17.8	13.5	13.9	18.9	13.7
	≥80	13.5	16.1	11.5	12.3	14.6	14.5
男性	小计	18.9	23.0	15.7	18.6	21.2	16.8
	60~64	20.1	24.0	17.0	19.8	22.2	17.9
	65~69	20.4	26.2	16.0	21.0	22.2	17.6
	70~74	18.4	21.5	15.9	18.0	20.0	17.0
	75~79	16.4	19.9	13.5	14.8	21.0	13.3
	≥80	15.7	19.1	12.8	15.8	15.8	15.6
女性	小计	13.9	15.3	12.8	12.6	16.1	13.6
	60~64	13.8	14.8	13.0	11.8	16.6	13.6
	65~69	14.7	16.1	13.5	14.1	16.5	13.5
	70~74	13.8	15.5	12.3	13.6	14.6	13.1
	75~79	14.6	16.0	13.6	13.3	17.1	14.1
	≥80	11.7	13.4	10.5	9.5	13.7	13.7

与 2013 年发布结果相比,中国老年人群低高密度脂蛋白胆固醇血症患病率下降 1.1 个百分点,其中男性下降 0.4 个百分点,女性下降 1.9 个百分点;城市下降 1.7 个百分点,农村下降 0.8 个百分点（图 3-13）。

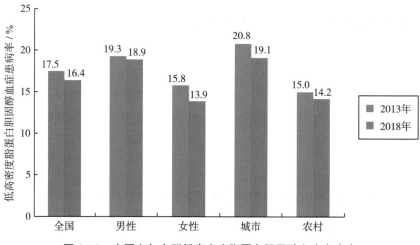

图 3-13　中国老年人群低高密度脂蛋白胆固醇血症患病率

（四）高低密度脂蛋白胆固醇血症患病率

2018 年中国老年人群高低密度脂蛋白胆固醇血症患病率为 12.4%,其中男性和女性分别为 9.2% 和 15.5%,女性明显高于男性,是男性的 1.7 倍。从年龄分布上来看,不同年龄组高低密度脂蛋白胆固醇血症患病率差别不大。

城市和农村老年人群高低密度脂蛋白胆固醇血症患病率分别为 13.1% 和 11.9%,城市略高于农村。东、中、西部地区分别为 15.0%、10.7% 和 10.4%,中部和西部地区差异不明显,但均低于东部地区,见表 3-16。

表 3-16　2018 年中国老年人群高低密度脂蛋白胆固醇血症患病率

单位:%

年龄/岁		合计	城乡		地区		
			城市	农村	东部	中部	西部
合计	小计	12.4	13.1	11.9	15.0	10.7	10.4
	60~64	12.7	13.5	12.1	15.2	11.5	10.4
	65~69	12.0	13.0	11.2	14.7	10.5	10.0
	70~74	12.7	13.0	12.6	16.7	9.1	11.1
	75~79	12.0	13.2	11.1	13.4	10.9	11.0
	≥80	12.3	12.0	12.6	14.2	11.7	8.9
男性	小计	9.2	10.0	8.6	11.3	7.7	7.7
	60~64	9.9	10.4	9.6	11.7	8.8	8.6
	65~69	8.8	9.8	8.2	11.7	7.3	6.7
	70~74	9.2	10.4	8.3	13.2	5.6	7.6
	75~79	8.2	9.4	7.2	9.1	7.3	7.7
	≥80	8.9	9.6	8.4	8.8	10.1	7.9

续表

年龄/岁		合计	城乡		地区		
			城市	农村	东部	中部	西部
女性	小计	15.5	16.1	15.0	18.4	13.7	13.0
	60~64	15.6	16.7	14.6	18.8	14.3	12.2
	65~69	15.2	16.2	14.4	17.7	13.7	13.4
	70~74	16.2	15.4	16.9	20.2	12.7	14.5
	75~79	15.2	16.5	14.3	16.7	14.2	13.9
	≥80	15.0	14.1	15.6	18.6	12.9	9.8

　　与 2013 年发布结果相比,中国老年人群高低密度脂蛋白胆固醇血症患病率上升 0.5 个百分点,其中男性上升 0.8 个百分点,女性上升 0.2 个百分点;城市下降 0.4 个百分点,农村上升 1.1 个百分点(图 3-14)。

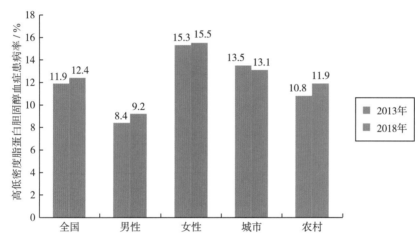

图 3-14　中国老年人群高低密度脂蛋白胆固醇血症患病率

(五)总血脂异常患病率

　　2018 年中国老年人群总血脂异常患病率为 42.0%,其中男性和女性分别为 38.1% 和 45.8%,女性明显高于男性。从年龄分布上来看,总血脂异常患病率随年龄增长呈下降趋势。城市和农村老年人群总血脂异常患病率分别为 46.8% 和 38.2%,城市明显高于农村。东、中、西部地区分别为 43.8%、41.6% 和 39.8%,东部地区最高,西部地区最低,见表 3-17。

表 3-17　2018 年中国老年人群总血脂异常患病率

单位:%

年龄/岁		合计	城乡		地区		
			城市	农村	东部	中部	西部
合计	小计	42.0	46.8	38.2	43.8	41.6	39.8
	60~64	43.8	48.6	39.8	44.6	44.6	41.5
	65~69	43.2	48.7	39.0	45.9	42.9	39.9

续表

年龄/岁		合计	城乡		地区		
			城市	农村	东部	中部	西部
	70~74	42.2	47.0	38.3	46.0	38.2	41.1
	75~79	39.8	44.1	36.4	40.1	41.0	37.7
	≥80	36.2	39.9	33.4	39.1	34.0	32.5
男性	小计	38.1	44.5	33.1	39.8	38.3	35.4
	60~64	41.3	47.9	36.1	42.1	42.0	39.3
	65~69	39.5	46.5	34.2	43.0	39.0	35.3
	70~74	37.0	43.7	31.7	40.8	33.9	35.0
	75~79	33.5	39.7	28.6	33.1	37.1	29.9
	≥80	31.9	35.8	28.4	33.3	31.1	29.6
女性	小计	45.8	49.1	43.1	47.5	44.8	44.1
	60~64	46.3	49.4	43.7	47.1	47.2	43.8
	65~69	47.0	50.7	44.0	48.9	46.9	44.5
	70~74	47.3	50.1	44.9	51.0	42.5	47.1
	75~79	45.1	47.9	42.9	45.6	44.5	44.8
	≥80	39.6	43.5	36.9	43.8	36.1	34.9

（六）血脂检测率

2018 年中国 60 岁及以上未诊断为血脂异常的老年人群血脂检测率为 39.3%,其中男性 39.7%,女性 39.0%,差别不大。从年龄分布上来看,血脂检测率随年龄增长呈先上升后下降的趋势。城市和农村老年人群血脂检测率分别为 48.2% 和 32.2%,城市明显高于农村。东、中、西部地区分别为 45.0%、37.7% 和 32.5%,不同地区间存在明显差异,其中东部地区最高,西部地区最低,见表 3-18。

表 3-18　中国老年人群血脂检测率

单位:%

年龄/岁		合计	城乡		地区		
			城市	农村	东部	中部	西部
合计	小计	39.3	48.2	32.2	45.0	37.7	32.5
	60~64	32.1	40.9	24.9	38.4	29.3	26.1
	65~69	40.3	49.7	32.9	45.8	40.2	33.0
	70~74	44.8	54.3	37.0	49.5	44.4	38.2
	75~79	46.0	55.1	38.8	51.3	45.3	38.1
	≥80	43.3	49.5	38.3	47.8	40.6	36.2

年龄/岁		合计	城乡		地区		
			城市	农村	东部	中部	西部
男性	小计	39.7	49.3	31.1	45.3	38.2	32.7
	60~64	32.2	40.6	24.9	39.6	29.1	24.6
	65~69	40.0	49.5	31.7	44.7	39.7	33.2
	70~74	46.7	55.5	38.7	52.4	43.7	41.1
	75~79	50.3	62.4	38.7	54.3	51.9	42.1
	≥80	42.1	54.6	31.1	44.6	41.6	37.4
女性	小计	39.0	47.1	33.0	44.7	37.2	32.3
	60~64	32.1	41.2	25.0	37.2	29.4	27.6
	65~69	40.6	50.0	34.0	47.0	40.8	32.8
	70~74	43.1	53.2	35.6	46.9	45.0	35.9
	75~79	43.3	49.6	38.9	49.8	40.0	35.5
	≥80	44.2	45.9	42.9	49.7	39.9	35.2

四、心脑血管疾病

（一）急性心肌梗死事件发生率

2019 年中国老年人群急性心肌梗死事件发生率为 431.8/10 万,其中男性（484.2/10 万）高于女性（386.7/10 万）。随着年龄增长,急性心肌梗死事件发生率显著增加,在 80 岁及以上年龄组急性心肌梗死事件发生率高达 1 956.0/10 万,是 60~64 岁年龄组（160.0/10 万）的 12 倍多。

城市地区老年人群急性心肌梗死事件发生率（455.7/10 万）高于农村（410.4/10 万）,城市男性老年人群急性心肌梗死事件发生率（530.3/10 万）显著高于农村男性（443.1/10 万）,而城乡女性老年人群急性心肌梗死事件发生率相差不大（391.6/10 万和 382.2/10 万）。

老年人群急性心肌梗死事件发生率有较为明显的地区差异,中部地区急性心肌梗死事件发生率最高（523.1/10 万）,东部次之（405.6/10 万）,西部最低（363.9/10 万）,见表 3-19。

表 3-19　2019 年中国老年人群急性心肌梗死事件发生率

单位：1/10 万

年龄/岁		合计	城乡		地区		
			城市	农村	东部	中部	西部
合计	小计	431.8	455.7	410.4	405.6	523.1	363.9
	60~64	160.0	185.2	137.2	162.5	180.6	127.7
	65~69	261.1	289.1	237.4	245.0	325.7	208.8
	70~74	389.9	394.8	385.5	393.7	434.3	324.6

续表

年龄/岁		合计	城乡		地区		
			城市	农村	东部	中部	西部
	75~79	637.8	620.6	654.7	583.5	766.8	573.2
	≥80	1 956.0	1 955.2	1 956.8	1 673.7	2 561.5	1 765.4
男性	小计	484.2	530.3	443.1	479.6	561.4	393.4
	60~64	222.3	265.7	182.8	240.8	232.0	173.1
	65~69	329.7	373.6	293.5	334.6	374.4	260.6
	70~74	459.3	499.2	424.8	499.6	484.9	354.3
	75~79	720.2	721.8	718.6	681.0	858.6	612.9
	≥80	2 005.5	2 006.7	2 004.3	1 775.2	2 586.9	1 725.0
女性	小计	386.7	391.6	382.2	338.6	497.1	339.4
	60~64	100.9	107.8	94.7	85.3	139.8	82.6
	65~69	196.7	213.0	182.9	162.1	278.9	160.0
	70~74	328.1	306.0	348.1	301.7	386.6	299.9
	75~79	563.2	530.9	595.5	496.6	683.0	536.4
	≥80	1 917.0	1 912.6	1 921.1	1 598.9	2 541.1	1 801.5

（二）脑卒中急性事件发生率

2019 年中国老年人群脑卒中急性事件发生率为 2 249.7/10 万，其中男性（2 478.6/10万）高于女性（2 032.8/10 万）。随着年龄增长，脑卒中急性事件发生率显著增加，在 80 岁及以上年龄组脑卒中急性事件发生率高达 7 309.6/10 万，是 60~64 岁年龄组（985.8/10 万）的7 倍多。

农村地区老年人群脑卒中急性事件发生率（2 300.0/10 万）略高于城市（2 193.6/10万）。除 80 岁及以上年龄组外，其他年龄组也有同样趋势，即无论男女，农村老年人群脑卒中急性事件发生率均略高于城市。

老年人群脑卒中急性事件发生率有地区差异，东部地区脑卒中急性事件发生率最高（2 448.3/10 万），中部地区次之（2 127.5/10 万），西部地区最低（2 007.6/10 万），见表 3-20。

表 3-20　2019 年中国老年人群脑卒中急性事件发生率

单位：1/10 万

年龄/岁		合计	城乡		地区		
			城市	农村	东部	中部	西部
合计	小计	2 249.7	2 193.6	2 300.0	2 448.3	2 127.5	2 007.6
	60~64	985.8	945.1	1 022.6	1 119.5	949.6	759.7
	65~69	1 692.9	1 590.7	1 779.1	1 804.5	1 717.5	1 424.3
	70~74	2 443.5	2 269.8	2 598.8	2 766.3	2 287.0	2 054.7

续表

年龄/岁		合计	城乡		地区		
			城市	农村	东部	中部	西部
	75~79	3 500.7	3 202.2	3 793.5	3 665.6	3 308.1	3 430.6
	≥80	7 309.6	7 522.3	7 107.3	7 618.4	6 652.6	7 510.8
男性	小计	2 478.6	2 430.2	2 521.5	2 704.2	2 360.8	2 186.6
	60~64	1 187.1	1 180.4	1 193.1	1 368.9	1 130.6	897.2
	65~69	1 950.5	1 879.3	2 009.4	2 111.1	1 977.4	1 583.3
	70~74	2 776.3	2 571.5	2 955.9	3 149.0	2 639.7	2 279.7
	75~79	3 826.0	3 473.1	4 164.2	3 922.2	3 709.4	3 793.1
	≥80	7 927.7	7 958.7	7 896.7	8 354.2	7 149.5	8 064.4
女性	小计	2 032.8	1 972.1	2 087.8	2 210.9	1 904.9	1 832.3
	60~64	783.9	712.0	849.7	874.0	766.9	617.8
	65~69	1 446.9	1 320.7	1 555.5	1 516.8	1 467.5	1 268.6
	70~74	2 132.0	1 992.6	2 258.7	2 413.0	1 955.1	1 840.1
	75~79	3 206.1	2 962.2	3 450.3	3 436.9	2 942.2	3 094.6
	≥80	6 822.6	7 162.2	6 512.1	7 075.7	6 255.0	7 016.2

五、慢性阻塞性肺疾病

（一）慢阻肺患病率

2014—2015 年中国老年人群的慢阻肺患病率为 24.8%，其中男性为 35.1%，女性为 14.5%，男性明显高于女性。从年龄分布来看，除 80 岁及以上年龄组外，老年人群慢阻肺患病率随年龄增长而上升。城市老年人群的慢阻肺患病率为 23.8%，农村为 25.6%，农村略高于城市。东部、中部和西部地区老年人群慢阻肺患病率分别为 25.5%、19.1% 和 30.3%，西部和东部地区均高于中部地区，见表 3-21。

表 3-21　2014—2015 年中国老年人群慢阻肺患病率

单位：%

年龄/岁		合计	城乡		地区		
			城市	农村	东部	中部	西部
合计	小计	24.8	23.8	25.6	25.5	19.1	30.3
	60~64	19.1	16.9	20.9	18.1	16.3	24.1
	65~69	24.3	21.7	26.3	24.3	20.6	28.1
	70~74	28.8	30.2	27.5	29.9	21.4	35.1
	75~79	33.3	35.0	32.0	36.7	25.0	38.3
	≥80	27.7	27.0	28.2	30.7	13.3	41.8

年龄/岁		合计	城乡		地区		
			城市	农村	东部	中部	西部
男性	小计	35.1	32.9	36.9	35.1	29.5	41.3
	60~64	28.1	25.4	30.3	26.7	24.5	34.5
	65~69	33.9	30.0	36.8	32.1	31.4	38.8
	70~74	39.7	41.4	38.3	40.4	33.1	45.5
	75~79	47.0	45.8	48.0	50.1	39.0	51.6
	≥80	40.6	33.9	47.0	44.8	23.0	53.8
女性	小计	14.5	14.8	14.3	16.2	8.9	18.5
	60~64	9.8	8.6	10.9	9.4	7.9	13.0
	65~69	14.3	13.4	15.0	16.4	9.1	16.9
	70~74	17.8	19.2	16.6	19.3	10.2	24.0
	75~79	19.3	23.7	15.8	23.8	11.4	21.7
	≥80	18.7	21.0	17.3	22.1	6.9	30.1

（二）慢阻肺患病知晓率

2014—2015 年中国老年人群的慢阻肺患病知晓率为 1.1%，其中男性为 1.2%，女性为 0.7%，男性高于女性。城市老年人群慢阻肺患病知晓率为 1.5%，农村为 0.7%，城市高于农村。东部、中部和西部地区老年人群慢阻肺患病知晓率分别为 0.9%、1.2% 和 1.2%，东部地区低于中、西部地区，见表 3-22。

表 3-22 2014—2015 年中国老年人群慢阻肺患病知晓率

单位：%

年龄/岁		合计	城乡		地区		
			城市	农村	东部	中部	西部
合计	小计	1.1	1.5	0.7	0.9	1.2	1.2
	60~64	1.1	1.6	0.8	0.7	1.4	1.4
	65~69	1.1	1.8	0.6	1.3	1.2	0.9
	70~74	0.9	1.1	0.7	0.8	0.4	1.3
	75~79	0.9	0.8	1.0	1.2	0.0	1.1
	≥80	1.0	1.2	0.9	0.0	5.3	0.0
男性	小计	1.2	1.6	0.9	1.2	1.2	1.2
	60~64	1.4	1.8	1.1	0.9	1.6	1.6
	65~69	1.0	1.8	0.4	1.6	0.9	0.5
	70~74	1.2	1.6	0.9	1.1	0.5	1.7
	75~79	1.0	0.6	1.2	1.7	0.0	0.7
	≥80	1.6	2.0	1.3	0.0	7.1	0.0

续表

年龄/岁		合计	城乡		地区		
			城市	农村	东部	中部	西部
女性	小计	0.7	1.0	0.3	0.2	1.1	1.0
	60~64	0.4	0.9	0.0	0.0	0.9	0.5
	65~69	1.4	1.9	1.0	0.5	2.4	2.1
	70~74	0.0	0.0	0.0	0.0	0.0	0.0
	75~79	0.8	1.4	0.0	0.0	0.0	2.2
	≥80	0.0	0.0	0.0	0.0	0.0	0.0

（三）肺功能检查率

2014—2015年中国老年人群肺功能检查率为4.8%，其中男性为5.8%，女性为3.8%，男性高于女性。城市老年人群肺功能检查率为6.7%，农村为3.2%，城市明显高于农村。东部、中部和西部地区老年人群肺功能检查率分别为6.2%、3.7%和3.9%，东部地区明显高于中、西部地区，见表3-23。

表3-23 2014—2015年中国老年人群肺功能检查率

单位：%

年龄/岁		合计	城乡		地区		
			城市	农村	东部	中部	西部
合计	小计	4.8	6.7	3.2	6.2	3.7	3.9
	60~64	5.0	6.9	3.6	7.3	3.8	3.1
	65~69	4.5	6.7	2.8	5.3	4.1	3.8
	70~74	4.6	6.9	2.8	6.0	3.0	4.5
	75~79	4.8	6.0	3.8	6.4	3.3	3.9
	≥80	4.9	6.9	3.3	4.8	4.7	5.1
男性	小计	5.8	8.1	3.9	7.6	4.6	4.3
	60~64	6.0	8.7	3.9	8.7	4.5	3.7
	65~69	5.1	7.5	3.3	6.0	5.1	3.9
	70~74	6.2	8.3	4.5	7.9	3.8	6.5
	75~79	6.6	7.4	5.9	8.5	5.1	5.3
	≥80	4.8	8.2	2.0	6.5	4.3	2.2
女性	小计	3.8	5.4	2.6	4.8	2.9	3.4
	60~64	4.0	5.0	3.2	5.8	3.1	2.5
	65~69	3.9	5.9	2.2	4.7	2.9	3.7
	70~74	3.1	5.6	1.0	4.2	2.1	2.6
	75~79	3.1	4.7	2.0	4.6	1.6	2.6
	≥80	4.9	5.9	4.2	3.7	5.0	7.5

（四）慢阻肺患者肺功能检查率

2014—2015 年中国 60 岁及以上慢阻肺患者肺功能检查率为 6.2%,其中男性为 6.5%,女性为 5.1%,男性高于女性。城市老年人群慢阻肺患者肺功能检查率为 8.2%,农村为 4.6%,城市明显高于农村。东部、中部和西部地区老年人群慢阻肺患者肺功能检查率分别为 6.9%、5.8% 和 5.6%,西部地区低于东、中部地区,见表 3-24。

表 3-24　2014—2015 年中国老年人群慢阻肺患者肺功能检查率

单位:%

年龄/岁		合计	城乡		地区		
			城市	农村	东部	中部	西部
合计	小计	6.2	8.2	4.6	6.9	5.8	5.6
	60~64	5.9	8.6	3.9	6.8	6.0	5.0
	65~69	5.4	6.8	4.2	5.8	4.9	5.2
	70~74	7.9	10.6	5.7	8.6	8.0	7.2
	75~79	6.2	5.3	7.0	6.9	4.1	6.7
	≥80	6.3	12.3	1.8	8.1	5.3	3.6
男性	小计	6.5	8.8	4.9	7.6	5.7	6.1
	60~64	6.1	9.0	4.1	6.9	6.1	5.4
	65~69	5.6	7.7	4.1	6.5	4.9	5.4
	70~74	8.7	11.5	6.6	10.4	6.8	8.4
	75~79	6.8	4.7	8.3	6.7	5.1	8.1
	≥80	6.2	14.3	1.3	10.9	3.6	0.0
女性	小计	5.1	6.8	3.4	5.3	6.4	4.2
	60~64	5.4	7.5	3.5	6.6	5.7	3.8
	65~69	4.6	4.8	4.3	4.2	4.9	4.8
	70~74	5.5	8.3	2.5	4.3	13.0	3.3
	75~79	4.5	6.8	1.7	7.6	0.0	2.2
	≥80	6.3	9.4	3.2	2.9	10.0	11.1

六、恶性肿瘤

（一）癌症发病率

2016 年,中国肿瘤登记地区 60 岁及以上老年人群总癌发病率 998.7/10 万,其中男性 1 254.4/10 万,女性 757.3/10 万(均明显高于全人群水平,分别为 291.1/10 万、318.8/10 万、

262.7/10 万）。总癌发病率 60 岁后随年龄增长而升高,在 80~84 岁组达到高峰,85 岁及以上年龄组发病率有所下降。

城市、农村地区老年人群总癌发病率分别为 1 029.2/10 万、965.3/10 万,年龄别发病率变化情况基本一致;城市地区老年男性在 65~69、70~74 岁年龄组的发病率低于农村,其他年龄组高于农村;老年女性各年龄组的总癌发病率城市地区均高于农村地区。

东、中、西部地区相比,老年人群总癌发病率、男性及女性发病率均为东部地区最高,中部次之,西部最低。详见表 3-25。

表 3-25 2016 年中国肿瘤登记地区老年人群总癌年龄别发病率

单位:1/10 万

年龄/岁		合计	城乡		地区		
			城市	农村	东部	中部	西部
合计	小计	998.7	1 029.2	965.3	1 022.0	1 004.1	941.2
	60~64	717.5	736.1	697.2	713.8	710.6	733.8
	65~69	914.1	919.7	908.2	920.44	972.7	844.2
	70~74	1 110.9	1 110.9	1 110.9	1 159.3	1 115.3	1 014.5
	75~79	1 321.1	1 354.1	1 284.5	1 393.9	1 293.5	1 199.3
	80~84	1 446.6	1 541.7	1 332.0	1 517.7	1 439.6	1 274.4
	≥85	1 267.3	1 383.1	1 120.8	1 271.6	1 275.4	1 245.9
男性	小计	1 254.4	1 280.2	1 226.5	1 273.4	1 259.9	1 207.9
	60~64	858.6	870.0	846.3	840.1	842.8	918.3
	65~69	1 153.4	1 149.6	1 157.2	1 149.7	1 225.9	1 091.9
	70~74	1 430.6	1 417.9	1 443.6	1 491.1	1 440.4	1 308.5
	75~79	1 719.9	1 742.4	1 695.2	1 804.9	1 699.5	1 569.5
	80~84	1 888.7	1 996.4	1 757.8	1 986.2	1 879.2	1 664.6
	≥85	1 713.3	1 853.1	1 523.5	1 703.0	1 715.1	1 740.6
女性	小计	757.3	795.5	714.9	792.7	760.0	679.6
	60~64	575.9	603.6	545.2	589.1	576.0	543.3
	65~69	676.7	695.2	656.9	696.6	719.3	591.7
	70~74	803.6	823.0	782.7	846.2	798.7	724.9
	75~79	961.6	1 011.3	904.6	1 029.3	927.9	852.4
	80~84	1 081.1	1 162.9	983.3	1 140.8	1 076.2	928.9
	≥85	961.2	1 043.2	862.3	984.6	977.0	869.4

（二）分癌年龄别发病率

2016 年, 中国肿瘤登记地区 60 岁及以上老年人群发病率第一位的是肺癌, 其次是胃癌、结直肠癌、肝癌、食管癌; 老年男性发病率前五位的癌症排序与总人群一致, 女性发病率最高的依次是肺癌、结直肠癌、乳腺癌、胃癌、肝癌。与全国全年龄段人群相比, 老年总体、老年男性和老年女性的分癌发病率排序均有差异。

60 岁及以上人群的肺癌发病率为 249.7/10 万（男性 347.3/10 万, 女性 157.5/10 万）, 随年龄增加逐渐升高, 在 80~84 岁组达到高峰, 之后下降; 女性乳腺癌发病率在 60 岁以后逐渐下降; 胃癌、结直肠癌、肝癌和食管癌 60 岁及以上人群男性各年龄组发病率均高于女性, 年龄别发病率变化与肺癌基本一致, 详见表 3-26。

表 3-26　2016 年中国肿瘤登记地区老年人群分癌年龄别发病率

单位：1/10 万

年龄 / 岁		肺癌	乳腺癌	胃癌	结直肠癌	肝癌	食管癌
合计	小计	249.7	73.6	120.2	111.9	91.7	85.3
	60~64	164.4	93.6	78.0	73.8	73.1	55.8
	65~69	223.3	75.6	112.4	101.3	87.0	81.6
	70~74	287.8	64.5	142.0	122.9	97.7	102.2
	75~79	349.9	60.2	168.2	154.1	111.6	114.1
	80~84	380.1	52.1	176.3	178.2	121.9	121.0
	≥85	324.8	38.9	143.0	151.3	112.3	104.3
男性	小计	347.3	1.6	175.1	134.1	128.4	123.3
	60~64	230.4	1.3	116.3	90.5	110.5	86.8
	65~69	316.3	1.6	168.8	123.3	124.8	121.8
	70~74	407.7	1.6	208.6	149.3	135.0	146.0
	75~79	489.6	1.8	246.3	184.0	149.4	161.3
	80~84	524.2	2.2	251.4	212.7	158.7	164.5
	≥85	464.86	2.2	198.5	187.5	147.3	144.9
女性	小计	157.5	73.0	68.3	90.4	57.1	49.3
	60~64	98.2	93.6	39.5	57.1	35.6	24.8
	65~69	130.9	75.6	56.4	79.5	49.5	41.7
	70~74	172.6	64.5	77.9	94.4	62.0	60.0
	75~79	223.8	60.2	97.7	127.1	77.5	71.4
	80~84	260.9	52.1	114.2	149.7	91.4	85.1
	≥85	228.6	38.9	104.9	126.5	88.2	76.5

（三）分癌不同地区年龄别发病率

2016 年中国城市肿瘤登记地区老年人群发病率第一位的是肺癌（256.5/10 万），其次是结直肠癌（132.0/10 万）、胃癌（105.5/10 万）、乳腺癌（90.5/10 万）、肝癌（85.4/10 万）、食管癌（59.3/10 万）。除乳腺癌外，老年男性其他癌症分癌发病率排序与老年人群总体一致，女性癌症发病率从高到低依次是肺癌、结直肠癌、乳腺癌、胃癌、肝癌、食管癌。

中国农村肿瘤登记地区老年人群主要癌症发病率与城市不同，从高到低顺序依次为肺癌（242.2/10 万）、胃癌（136.3/10 万）、食管癌（113.8/10 万）、肝癌（98.7/10 万）、结直肠癌（89.8/10 万）、乳腺癌（54.8/10 万）。其中胃癌、食管癌、肝癌发病率明显高于城市地区，而肺癌、结直肠癌、乳腺癌的发病率则低于城市地区。肺癌、结直肠癌在城市男性 80~84 岁组最高，乳腺癌在城市女性 60~64 岁组最高，胃癌在农村女性 75~79 岁组最高，肝癌、食管癌在农村女性 80~84 岁组最高，详见表 3-27。

表 3-27　2016 年中国不同肿瘤登记地区老年人分癌年龄别发病率

单位：1/10 万

年龄/岁		肺癌		乳腺癌		胃癌		结直肠癌		肝癌		食管癌	
		城市	农村	城市	农村	城市	农村	城市	农村	城市	农村	城市	农村
合计	小计	256.5	242.2	90.5	54.8	105.5	136.3	132.0	89.8	85.4	98.7	59.3	113.8
	60~64	169.1	159.3	110.8	74.659	67.7	89.1	85.1	61.5	66.8	80.0	40.8	72.2
	65~69	224.5	221.9	92.0	58.1	95.7	129.8	116.5	85.4	79.5	94.8	55.5	109.0
	70~74	288.7	286.9	83.1	44.4	119.8	165.3	141.4	103.4	88.8	107.1	67.6	138.5
	75~79	354.0	345.3	79.2	37.5	148.1	190.7	180.8	124.2	104.6	119.5	77.3	155.3
	80~84	401.9	353.8	69.7	31.0	161.5	194.1	219.8	128.1	117.2	127.5	85.6	163.7
	≥85	347.9	295.5	48.9	26.7	136.9	197.6	188.4	104.4	112.0	112.6	75.0	141.4
男性	小计	355.3	338.7	1.7	1.4	154.3	132.9	159.6	106.6	120.2	137.3	90.0	159.2
	60~64	236.7	223.6	1.3	1.2	100.8	192.5	106.6	73.0	103.3	118.2	67.9	107.1
	65~69	319.7	312.8	1.6	1.6	145.7	241.1	143.1	102.8	116.5	133.4	86.5	158.2
	70~74	409.769	405.6	1.5	1.8	176.9	276.9	174.5	123.6	123.1	147.1	101.8	191.3
	75~79	490.1	489.1	2.1	1.5	218.2	274.9	216.8	148.2	137.0	162.9	114.4	212.6
	80~84	546.6	497.0	3.2	1.1	232.0	206.6	263.0	151.5	151.3	167.8	120.1	218.4
	≥85	489.1	432.0	2.6	1.8	192.5	197.6	229.4	130.5	147.6	146.8	106.6	196.8
女性	小计	164.54	149.7	89.8	54.3	60.0	77.5	106.3	73.8	52.9	61.6	30.6	70.1
	60~64	102.2	93.8	110.8	74.6	35.1	44.4	63.9	49.7	30.7	41.1	14.1	36.6
	65~69	131.6	130.2	92.0	58.1	46.9	66.6	90.5	67.8	43.5	55.9	25.1	59.3
	70~74	175.2	169.8	83.1	44.4	66.2	90.5	110.5	83.4	56.6	67.7	35.6	86.4
	75~79	233.9	212.2	79.2	38.5	86.1	111.1	149.0	102.0	76.0	79.3	44.5	102.3
	80~84	281.3	236.6	69.7	31.0	102.7	127.8	183.7	109.0	88.8	94.6	56.8	118.9
	≥85	245.9	207.8	48.9	27.0	96.6	114.9	158.6	87.7	86.2	90.6	52.1	105.8

七、骨质疏松症

（一）骨质疏松症患病率

2018 年,中国老年人群骨质疏松症患病率为 27.4%,其中男性为 8.0%,女性为 45.9%,女性明显高于男性。从年龄分布来看,骨质疏松症患病率随年龄增长而升高。城市老年人群骨质疏松症患病率为 22.3%,农村为 30.0%,农村明显高于城市,见表 3-28。

表 3-28　2018 年中国老年人群骨质疏松症患病率

单位:%

年龄/岁		合计	城市	农村
合计	小计	27.4	22.3	30.0
	60~64	18.4	15.8	19.6
	65~69	22.9	20.2	24.2
	70~74	31.2	25.3	34.2
	75~79	35.2	23.4	41.6
	≥80	48.0	38.4	53.1
男性	小计	8.0	4.7	9.6
	60~64	2.9	2.4	3.2
	65~69	5.0	4.9	5.1
	70~74	10.2	9.1	10.8
	75~79	14.0	4.8	18.9
	≥80	21.2	3.7	31.1
女性	小计	45.9	38.8	49.5
	60~64	34.1	29.4	36.4
	65~69	41.0	34.9	44.0
	70~74	51.8	40.6	57.6
	75~79	54.1	39.8	61.9
	≥80	66.7	64.3	67.9

（二）骨量低下流行率

2018 年,中国老年人群骨量低下流行率为 47.5%,其中男性为 51.2%,女性为 44.1%,男性高于女性。随着年龄增加,骨量低下流行率呈现先上升后下降的趋势,在 65~69 岁年龄组最高。城市老年人群骨量低下流行率为 46.8%,农村为 47.9%,农村略高于城市,见表 3-29。

表 3-29　2018 年中国老年人群骨量低下流行率

单位：%

年龄 / 岁		合计	城市	农村
合计	小计	47.5	46.8	47.9
	60~64	48.2	46.9	48.9
	65~69	51.5	49.1	52.7
	70~74	47.9	49.5	47.1
	75~79	45.5	51.0	42.6
	≥80	39.2	33.6	42.2
男性	小计	51.2	46.3	53.6
	60~64	47.1	41.6	49.9
	65~69	52.7	47.2	55.2
	70~74	53.3	48.8	55.5
	75~79	55.0	55.5	54.8
	≥80	52.6	44.4	57.2
女性	小计	44.1	47.3	42.5
	60~64	49.4	52.3	47.9
	65~69	50.3	50.9	50.0
	70~74	42.6	50.1	38.7
	75~79	37.1	47.2	31.6
	≥80	29.9	25.5	32.1

（三）骨质疏松症患病知晓率

2018 年，中国老年人群骨质疏松症患病知晓率为 6.8%，其中男性为 2.1%，女性为 7.6%，女性高于男性。城市老年人群骨质疏松症患病知晓率为 14.4%，农村为 4.0%，城市明显高于农村，见表 3-30。

表 3-30　2018 年中国老年人群骨质疏松症患病知晓率

单位：%

年龄 / 岁		合计	城市	农村
合计	小计	6.8	14.4	4.0
	60~64	7.1	14.2	4.3
	65~69	10.1	17.7	7.0
	70~74	5.3	15.2	1.5
	75~79	8.3	11.4	7.4
	≥80	3.6	12.5	0.2

续表

年龄/岁		合计	城市	农村
男性	小计	2.1	10.9	0.0
	60~64	3.3	12.5	0.0
	65~69	2.8	9.0	0.0
	70~74	3.4	11.3	0.0
	75~79	0.0	0.0	0.0
	≥80	1.8	28.3	0.0
女性	小计	7.6	14.8	4.7
	60~64	7.5	14.4	4.7
	65~69	11.0	18.9	7.9
	70~74	5.6	16.0	1.8
	75~79	10.2	12.5	9.4
	≥80	4.0	11.8	0.2

（四）骨密度检测率

2018年,中国老年人群骨密度检测率为3.5%,其中男性为4.7%,女性为3.5%,男性高于女性。随着年龄增加,骨密度检测率基本呈现先上升后下降的趋势,在65~69岁年龄组最高。城市老年人群骨密度检测率为7.0%,农村为1.8%,城市明显高于农村,见表3-31。

表3-31 2018年中国老年人群骨密度检测率

单位:%

年龄/岁		合计	城市	农村
合计	小计	3.5	7.0	1.8
	60~64	2.4	4.8	1.2
	65~69	4.9	9.2	2.9
	70~74	4.5	9.2	2.3
	75~79	2.5	4.5	1.5
	≥80	3.3	8.4	0.6
男性	小计	4.7	10.0	2.0
	60~64	4.5	9.3	2.1
	65~69	4.5	10.9	1.4
	70~74	4.4	11.6	0.7
	75~79	3.0	7.9	0.4
	≥80	7.6	9.9	6.5

续表

年龄/岁		合计	城市	农村
女性	小计	3.5	7.0	1.8
	60~64	2.4	4.8	1.2
	65~69	4.9	9.2	2.9
	70~74	4.5	9.2	2.3
	75~79	2.5	4.5	1.5
	≥80	3.3	8.4	0.6

八、神经及精神疾病

（一）阿尔茨海默病患病率

2015年，中国老年人群阿尔茨海默病患病率为2.3%，其中男性为1.4%，女性为3.2%，女性高于男性。从年龄分布来看，阿尔茨海默病患病率随年龄增加而上升。城市老年人群阿尔茨海默病患病率为1.8%，农村为2.7%，农村高于城市。东部地区阿尔茨海默病患病率为1.5%，中部地区为2.4%，西部地区2.6%，东部地区低于中、西部地区，见表3-32。

表3-32　2015年中国老年人群阿尔茨海默病患病率

单位：%

年龄/岁		合计	城乡		地区		
			城市	农村	东部	中部	西部
合计	小计	2.3	1.8	2.7	1.5	2.4	2.6
	60~64	1.1	0.8	1.3	0.7	1.2	1.1
	65~69	1.1	1.1	1.2	0.3	1.1	1.4
	70~74	1.9	1.4	2.3	0.8	1.1	2.6
	75~79	3.9	3.2	4.5	3.0	5.6	3.8
	≥80	6.9	4.9	8.4	4.0	8.6	8.1
男性	小计	1.4	1.6	1.3	1.3	0.9	1.6
	60~64	0.5	1.0	0.2	1.1	0.4	0.4
	65~69	1.0	0.7	1.2	0.4	0.9	1.2
	70~74	1.2	1.2	1.3	0.4	0.5	1.7
	75~79	3.5	3.1	3.8	4.1	3.3	3.3
	≥80	3.0	4.3	2.0	1.9	1.6	4.2
女性	小计	3.2	2.0	4.2	1.7	4.0	3.5
	60~64	1.6	0.6	2.5	0.3	2.2	1.8
	65~69	1.3	1.5	1.1	0.2	1.3	1.7
	70~74	2.6	1.7	3.4	1.1	1.7	3.5
	75~79	4.4	3.3	5.2	2.3	7.7	4.3
	≥80	9.7	5.4	12.7	5.3	14.6	10.9

（二）帕金森病患病率

2015 年,中国老年人群帕金森病患病率为 1.4%,其中男性为 1.2%,女性为 1.5%,女性高于男性。从年龄分布来看,帕金森病患病率基本上随年龄增加而上升。城市老年人群帕金森病患病率为 1.1%,农村为 1.6%,农村高于城市。东部地区为 0.8%,中部地区为 1.9%,西部地区为 1.4%,中部地区依次高于西、东部地区,见表 3-33。

表 3-33　2015 年中国老年人群帕金森病患病率

单位:%

年龄/岁		合计	城乡		地区		
			城市	农村	东部	中部	西部
合计	小计	1.4	1.1	1.6	0.8	1.9	1.4
	60~64	0.8	0.6	1.1	0.4	1.1	0.9
	65~69	1.5	1.0	1.8	0.5	1.9	1.6
	70~74	1.4	1.4	1.4	1	1.8	1.4
	75~79	1.8	1.6	2.0	1.1	2.9	1.8
	≥80	2.2	1.9	2.4	1.2	4.2	2.1
男性	小计	1.2	1.1	1.3	0.8	1.9	1.1
	60~64	0.9	0.4	1.3	0	1.7	0.9
	65~69	1.5	1.1	1.8	0.7	2.5	1.4
	70~74	1.3	1.6	1	1.6	1.9	1
	75~79	1.1	1.5	0.8	0.7	2	1
	≥80	1.5	1.9	1.2	1.8	1.6	1.3
女性	小计	1.5	1.1	1.8	0.8	1.9	1.7
	60~64	0.8	0.7	0.8	0.9	0.5	0.8
	65~69	1.4	0.9	1.7	0.4	1.1	1.8
	70~74	1.5	1.2	1.8	0.6	1.8	1.8
	75~79	2.4	1.7	3	1.3	3.7	2.5
	≥80	2.7	1.9	3.3	0.8	6.4	2.6

九、其他

（一）慢性肾病患病率

2018 年中国老年人群慢性肾病患病率为 20.1%,其中男性和女性分别为 17.2% 和 22.9%,女性明显高于男性。从年龄分布上来看,慢性肾病患病率随年龄增长呈上升趋势。

城市和农村老年人群慢性肾病患病率分别为21.4%和19.1%,城市高于农村。东、中、西部地区老年人群慢性肾病患病率分别为19.3%、21.2%和20.2%。中部地区最高,东部地区最低,见表3-34。

表 3-34　2018 年中国老年人群慢性肾病患病率

单位:%

年龄/岁		合计	城乡		地区		
			城市	农村	东部	中部	西部
合计	小计	20.1	21.4	19.1	19.3	21.2	20.2
	60~64	11.6	12.1	11.3	10.4	13.1	11.7
	65~69	15.7	16.6	15.0	13.8	17.4	16.5
	70~74	21.5	23.4	20.0	20.7	22.2	22.0
	75~79	30.1	33.0	27.9	29.1	31.6	30.1
	≥80	42.4	44.6	40.8	40.2	44.4	44.9
男性	小计	17.2	19.2	15.7	16.5	17.9	17.5
	60~64	10.5	11.8	9.5	9.5	11.9	10.3
	65~69	13.7	15.0	12.6	12.6	14.5	14.2
	70~74	19.1	20.6	17.9	18.5	19.0	19.9
	75~79	25.7	29.6	22.5	25.1	26.5	25.5
	≥80	36.2	38.8	34.0	33.2	38.2	40.7
女性	小计	22.9	23.5	22.4	21.8	24.4	22.9
	60~64	12.8	12.4	13.2	11.4	14.2	13.3
	65~69	17.8	18.2	17.4	15.1	20.3	18.8
	70~74	23.9	26.2	22.1	22.8	25.3	24.0
	75~79	33.9	35.9	32.4	32.2	36.2	34.2
	≥80	47.4	49.9	45.7	46.0	48.9	48.4

(二)贫血患病率

2018 年中国老年人群贫血患病率为 10.6%,其中男性和女性分别为 10.1% 和 11.2%,女性略高于男性。从年龄分布上来看,贫血患病率随年龄增长呈上升趋势。城市和农村老年人群贫血患病率分别为 9.8% 和 11.3%,农村略高于城市。东、中、西部地区老年人群贫血患病率分别为 9.2%、9.9% 和 13.8%。东部和中部地区差异不明显,但均低于西部地区,见表 3-35。

表 3-35 2018 年中国老年人群贫血患病率

单位：%

年龄/岁		合计	城乡		地区		
			城市	农村	东部	中部	西部
合计	小计	10.6	9.8	11.3	9.2	9.9	13.8
	60~64	6.8	5.7	7.7	5.1	6.2	10.2
	65~69	8.8	7.5	9.9	7.0	7.8	12.5
	70~74	11.5	10.6	12.3	10.0	10.7	14.7
	75~79	14.3	14.8	13.8	12.2	14.5	17.4
	≥80	21.3	20.3	22.1	20.0	21.2	24.4
男性	小计	10.1	9.7	10.4	8.9	9.2	13.0
	60~64	6.0	5.1	6.7	4.4	5.3	9.3
	65~69	8.5	7.5	9.3	6.8	6.7	12.8
	70~74	11.0	10.4	11.4	9.9	10.2	13.4
	75~79	14.8	16.3	13.6	13.2	14.8	17.3
	≥80	21.7	21.2	22.1	20.9	23.0	22.0
女性	小计	11.2	9.8	12.2	9.4	10.6	14.6
	60~64	7.7	6.3	8.7	5.8	7.1	11.2
	65~69	9.2	7.5	10.6	7.2	9.0	12.1
	70~74	12.1	10.8	13.1	10.1	11.1	16.0
	75~79	13.8	13.5	14.0	11.5	14.2	17.4
	≥80	21.0	19.5	22.0	19.3	20.0	26.3

（三）慢性病多病共存患病率

1. 患 1 种及以上慢性病的情况 2018 年中国老年人群患 1 种及以上慢性病的患病率为 78.0%，其中男性和女性分别为 77.0% 和 78.9%，女性高于男性。从年龄分布上来看，患 1 种及以上慢性病的患病率随年龄增长呈先上升后下降的趋势。城市和农村老年人群患 1 种及以上慢性病的患病率分别为 80.0% 和 76.3%，城市高于农村，见表 3-36。

2. 患 2 种及以上慢性病的情况 2018 年中国老年人群患 2 种及以上慢性病的患病率为 49.4%，其中男性 46.9%，女性 51.8%，女性高于男性。从年龄分布上来看，患 2 种及以上慢性病的患病率随年龄增长呈先上升后下降的趋势。城市和农村老年人群患 2 种及以上慢性病的患病率分别为 53.0% 和 46.6%，城市高于农村，见表 3-36。

3. 患 3 种及以上慢性病的情况 2018 年中国老年人群患 3 种及以上慢性病的患病率为 22.8%，其中男性和女性分别为 20.8% 和 24.7%，女性高于男性。从年龄分布上来看，患 3 种及以上慢性病的患病率随年龄增长呈先上升后下降的趋势。城市和农村老年人群患 3 种及以上慢性病的患病率分别为 25.8% 和 20.4%，城市明显高于农村，见表 3-36。

表 3-36　2018 年中国老年人群慢性病多病共存患病率

单位：%

年龄/岁		合计			城市			农村		
		患1种及以上慢性病	患2种及以上慢性病	患3种及以上慢性病	患1种及以上慢性病	患2种及以上慢性病	患3种及以上慢性病	患1种及以上慢性病	患2种及以上慢性病	患3种及以上慢性病
合计	小计	78.0	49.4	22.8	80.0	53.0	25.8	76.3	46.6	20.4
	60~64	74.5	43.0	18.1	76.9	46.6	20.7	72.5	40.1	15.9
	65~69	77.3	48.2	21.3	79.5	51.6	24.0	75.7	45.6	19.2
	70~74	80.3	51.7	25.4	82.4	55.5	28.8	78.7	48.6	22.6
	75~79	82.8	58.0	28.9	84.1	62.1	32.5	81.7	54.8	26.0
	≥80	78.7	55.9	27.6	80.8	58.4	30.6	77.2	54.0	25.2
男性	小计	77.0	46.9	20.8	79.7	52.0	24.9	74.9	43.0	17.6
	60~64	73.9	42.1	17.6	77.8	48.2	22.2	70.9	37.4	14.0
	65~69	76.3	46.2	19.8	78.7	51.1	23.4	74.6	42.6	17.0
	70~74	79.6	49.0	22.9	80.7	52.6	26.7	78.7	46.1	20.0
	75~79	81.3	53.3	24.8	81.9	58.5	29.6	80.8	49.1	21.0
	≥80	78.3	53.1	25.0	84.2	56.5	27.5	73.3	50.1	22.9
女性	小计	78.9	51.8	24.7	80.3	53.9	26.7	77.7	50.1	23.1
	60~64	75.0	43.9	18.6	76.0	45.0	19.3	74.3	43.1	18.0
	65~69	78.4	50.3	22.9	80.3	52.2	24.7	76.9	48.8	21.5
	70~74	81.1	54.4	27.8	84.0	58.3	30.9	78.7	51.1	25.2
	75~79	84.1	62.0	32.3	86.0	65.1	35.0	82.5	59.5	30.1
	≥80	79.1	58.0	29.5	77.8	60.0	33.3	79.9	56.7	26.9

第四章

慢性病主要危险因素流行状况

慢性病成因较为复杂,与遗传、个人行为与生活方式、医疗卫生条件、社会条件和气候等因素均有关。本章将分别从膳食、身体活动、吸烟、饮酒和体重这几方面具体呈现当前中国老年人群的慢性病主要危险因素流行情况。

一、膳食

(一)蔬菜水果摄入不足的比例

2018年,中国老年人群蔬菜水果摄入不足的比例为51.1%,男性和女性分别为49.3%和52.8%,女性高于男性。从年龄分布上来看,蔬菜水果摄入不足的比例呈随年龄上升而增高的趋势。城市及农村老年人群蔬菜水果摄入不足的比例分别为41.8%和58.4%,农村明显高于城市。东、中、西部地区老年人群蔬菜水果摄入不足的比例分别为47.9%、52.5%和54.4%。西部地区蔬菜水果摄入不足的比例高于东、中部地区,见表4-1。

与2013年发布结果相比,中国老年人群蔬菜水果摄入不足的比例下降3.4个百分点,其中男性下降3.4个百分点,女性下降3.3个百分点;城市下降7.3个百分点,农村无明显变化(图4-1)。

表4-1 2018年中国老年人群蔬菜水果摄入不足的比例

单位:%

年龄/岁		合计	城乡		地区		
			城市	农村	东部	中部	西部
合计	小计	51.1	41.8	58.4	47.9	52.5	54.4
	60~64	46.9	38.1	53.8	42.9	49.3	50.0
	65~69	49.0	40.1	55.7	44.2	50.4	53.9
	70~74	51.8	42.1	59.7	49.5	52.3	54.6
	75~79	56.1	46.0	63.9	53.2	57.4	59.3
	≥80	61.5	52.0	68.7	59.6	62.7	64.3

续表

年龄/岁		合计	城乡		地区		
			城市	农村	东部	中部	西部
男性	小计	49.3	40.6	56.1	46.6	50.5	52.0
	60~64	46.9	39.3	52.9	43.5	49.3	49.2
	65~69	47.8	40.0	53.7	42.9	48.9	53.2
	70~74	50.4	40.5	58.3	48.9	49.9	53.2
	75~79	51.7	42.0	59.2	49.5	54.3	51.9
	≥80	56.6	45.2	66.1	56.4	56.0	57.5
女性	小计	52.8	43.0	60.6	49.1	54.4	56.8
	60~64	46.8	36.8	54.8	42.2	49.4	50.8
	65~69	50.1	40.2	57.9	45.4	51.8	54.6
	70~74	53.2	43.6	61.1	50.1	54.7	55.9
	75~79	59.7	49.3	67.8	56.0	60.1	65.7
	≥80	65.4	57.9	70.5	62.0	67.4	69.9

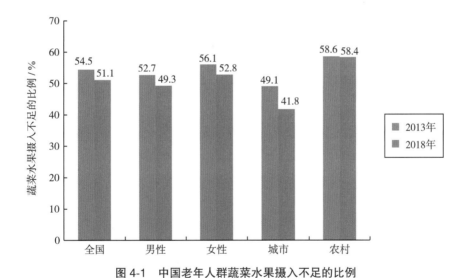

图 4-1　中国老年人群蔬菜水果摄入不足的比例

（二）红肉摄入过多的比例

2018 年,中国老年人群红肉摄入过多的比例为 28.7%,其中男性、女性红肉摄入过多的比例分别为 33.7% 和 24.0%,男性明显高于女性。红肉摄入过多的比例总体呈随年龄增长而下降的趋势。城乡老年人群红肉摄入过多的比例分别为 33.5% 和 24.9%,城市明显高于农村。东、中、西部地区老年人群红肉摄入过多的比例分别为 28.4%、20.4% 和 38.9%,西部地区明显高于东、中部地区,见表 4-2。

表 4-2　2018 年中国老年人群红肉摄入过多的比例

单位：%

年龄/岁		合计	城乡		地区		
			城市	农村	东部	中部	西部
合计	小计	28.7	33.5	24.9	28.4	20.4	38.9
	60~64	31.1	36.2	27.0	30.2	22.8	42.7
	65~69	29.2	34.1	25.5	29.4	20.4	38.8
	70~74	27.8	32.4	24.0	27.5	20.1	36.8
	75~79	25.9	30.2	22.6	26.0	16.8	36.6
	≥80	25.5	30.0	22.1	26.4	18.4	32.6
男性	小计	33.7	38.8	29.7	33.1	25.1	44.5
	60~64	35.7	40.8	31.7	34.6	27.1	47.8
	65~69	34.1	39.1	30.4	34.1	24.9	44.1
	70~74	32.6	37.8	28.4	32.5	24.1	42.1
	75~79	31.8	37.1	27.6	31.4	23.2	42.6
	≥80	30.1	35.5	25.6	29.4	22.4	40.8
女性	小计	24.0	28.5	20.4	24.1	15.9	33.3
	60~64	26.4	31.7	22.1	25.8	18.3	37.4
	65~69	24.4	29.3	20.5	24.7	15.8	33.4
	70~74	23.1	27.3	19.6	22.8	16.1	31.4
	75~79	21.1	24.6	18.4	21.9	11.2	31.5
	≥80	21.9	25.1	19.7	24.0	15.5	25.9

　　与 2013 年发布结果相比，中国老年人群红肉摄入过多的比例上升 6.2 个百分点，其中男性上升 7.3 个百分点，女性上升 5.2 个百分点；城市上升 8.3 个百分点，农村上升 4.4 个百分点（图 4-2）。

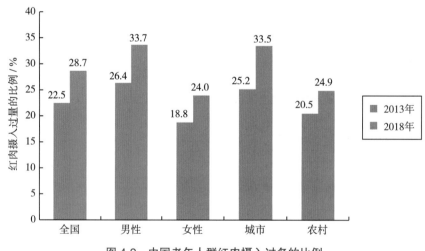

图 4-2　中国老年人群红肉摄入过多的比例

（三）营养补充剂的使用比例

2018年,中国老年人群营养补充剂的使用比例为16.1%,其中男性、女性分别为12.5%和19.5%,女性明显高于男性,各年龄组间以75~79岁年龄组比例最高,为18.4%。城市和农村老年人群营养补充剂的使用比例分别为19.2%和13.6%,城市明显高于农村。东、中、西部地区老年人群营养补充剂的使用比例依次为17.0%、16.6%和14.1%,东、中部地区水平相近,且均高于西部地区,见表4-3。

表4-3　2018年中国老年人群营养补充剂的使用比例

单位:%

年龄/岁		合计	城乡		地区		
			城市	农村	东部	中部	西部
合计	小计	16.1	19.2	13.6	17.0	16.6	14.1
	60~64	14.8	17.8	12.5	16.2	14.6	13.2
	65~69	15.4	18.2	13.4	15.3	17.0	13.9
	70~74	17.1	20.4	14.5	18.2	17.5	15.2
	75~79	18.4	21.9	15.6	19.0	20.0	15.3
	≥80	15.8	19.7	12.9	17.5	14.9	13.3
男性	小计	12.5	14.5	10.9	13.4	12.7	10.9
	60~64	11.2	13.0	9.7	12.6	10.3	10.0
	65~69	12.2	12.9	11.6	12.3	13.6	10.3
	70~74	13.0	16.0	10.6	13.9	13.2	11.6
	75~79	14.3	16.5	12.6	14.9	15.6	11.8
	≥80	14.4	18.0	11.3	15.0	13.6	14.0
女性	小计	19.5	23.6	16.2	20.3	20.4	17.2
	60~64	18.6	22.6	15.4	19.7	19.0	16.5
	65~69	18.8	23.3	15.2	18.3	20.5	17.4
	70~74	21.2	24.5	18.4	22.3	21.8	18.9
	75~79	21.7	26.5	18.0	22.1	24.0	18.4
	≥80	16.9	21.1	14.1	19.5	15.9	12.7

二、身体活动

（一）经常锻炼率

2018年,中国老年人群经常锻炼率为13.1%,男性和女性分别为13.7%和12.5%,男性略高于女性。从年龄分布上来看,经常锻炼率呈随年龄上升而下降趋势。城市及农村老年人群经常锻炼率分别为 17.7% 和 9.5%,城市明显高于农村。东、中、西部地区老年人群经常锻炼率分别为 15.5%、12.3% 和 10.4%,东部地区高于中、西部地区,见表 4-4。

表 4-4 2018 年中国老年人群经常锻炼率

单位 : %

年龄 / 岁		合计	城乡		地区		
			城市	农村	东部	中部	西部
合计	小计	13.1	17.7	9.5	15.5	12.3	10.4
	60~64	14.7	19.4	10.9	17.5	13.6	11.5
	65~69	13.2	18.0	9.5	15.7	12.2	11.0
	70~74	12.8	17.1	9.3	14.9	12.7	9.8
	75~79	11.3	15.6	7.9	12.9	10.8	9.4
	≥80	11.2	15.2	8.2	13.8	9.9	7.3
男性	小计	13.7	18.8	9.8	16.8	12.3	10.8
	60~64	14.4	20.0	10.0	18.0	12.2	11.5
	65~69	13.4	18.3	9.6	16.5	11.9	10.7
	70~74	13.8	18.2	10.3	17.4	12.5	10.1
	75~79	12.6	17.4	8.7	14.2	11.7	11.1
	≥80	13.8	18.7	9.7	15.6	14.2	9.7
女性	小计	12.5	16.6	9.3	14.3	12.4	10.0
	60~64	14.9	18.8	11.8	17.0	15.0	11.5
	65~69	13.0	17.6	9.4	14.9	12.4	11.2
	70~74	11.8	16.0	8.2	12.4	12.9	9.5
	75~79	10.3	14.2	7.3	12.0	10.0	7.9
	≥80	9.1	12.2	7.1	12.3	6.8	5.4

与 2013 年发布结果相比,中国老年人群经常锻炼率降低 0.6 个百分点,其中男性降低 0.8 个百分点,女性降低 0.5 个百分点;城市降低 4.7 个百分点,农村上升 2.5 个百分点(图 4-3)。

(二)身体活动不足率

2018 年中国老年人群身体活动不足率为 23.1%,男性和女性分别为 23.5% 和 22.8%,二者水平接近。身体活动不足率总体呈随年龄增长而增高趋势。城乡老年人群身体活动不足率分别为 20.1% 和 25.6%,农村明显高于城市。东、中、西部地区老年人群身体活动不足率分别为 23.5%、24.8% 和 20.6%,东、中部地区水平接近,且均明显高于西部地区,见表 4-5。

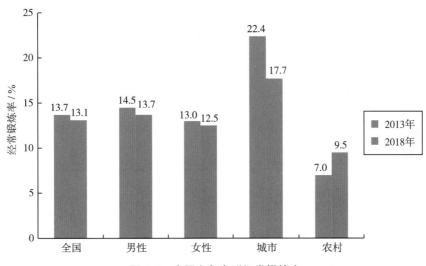

图 4-3　中国老年人群经常锻炼率

表 4-5　2018 年中国老年人群身体活动不足率

单位：%

年龄 / 岁		合计	城乡		地区		
			城市	农村	东部	中部	西部
合计	小计	23.1	20.1	25.6	23.5	24.8	20.6
	60~64	18.4	17.5	19.0	19.1	20.1	15.2
	65~69	19.9	16.8	22.3	20.4	21.7	17.3
	70~74	23.0	18.7	26.4	22.8	23.5	22.7
	75~79	29.4	24.8	33.0	27.9	33.0	27.7
	≥80	37.8	32.0	42.2	37.4	40.6	34.9
男性	小计	23.5	21.2	25.2	24.5	24.8	20.5
	60~64	20.5	20.7	20.5	21.6	22.9	16.1
	65~69	21.1	19.0	22.6	22.8	22.3	17.4
	70~74	23.1	20.0	25.6	23.7	22.8	22.7
	75~79	28.5	24.3	31.8	28.6	30.5	25.9
	≥80	34.5	26.8	41.0	33.8	35.3	34.9
女性	小计	22.8	18.9	25.9	22.5	24.9	20.7
	60~64	16.1	14.4	17.5	16.5	17.2	14.2
	65~69	18.8	14.8	21.9	18.1	21.1	17.2
	70~74	22.8	17.3	27.3	21.8	24.1	22.6
	75~79	30.2	25.2	34.1	27.3	35.2	29.3
	≥80	40.4	36.6	42.9	40.3	44.4	34.9

与 2013 年发布结果相比，中国老年人群身体活动不足率上升 2.9 个百分点，其中男性上升 3.2 个百分点，女性上升 2.7 个百分点；城市上升 2.7 个百分点，农村上升 3.3 个百分点。

（三）总静态行为时间

2018 年中国老年人群总静态行为时间为 4.1 小时，其中男性、女性分别为 4.2 小时和 4.0 小时。总静态行为时间总体上呈随年龄增长而增高的趋势。城市和农村老年人群总静态行为时间分别为 4.3 小时和 3.9 小时，城市高于农村。东、中、西部地区老年人群总静态行为时间依次为 4.3 小时、4.1 小时和 3.8 小时，见表 4-6。

与 2013 年发布结果相比，中国老年人群总静态行为时间减少 0.4 小时，其中男性减少 0.3 小时，女性减少 0.4 小时；城市减少 0.5 小时，农村减少 0.3 小时。

表 4-6　2018 年中国老年人群总静态行为时间

单位：小时

年龄/岁		合计	城乡		地区		
			城市	农村	东部	中部	西部
合计	小计	4.1	4.3	3.9	4.3	4.1	3.8
	60~64	3.8	4.1	3.6	4.0	3.8	3.6
	65~69	3.9	4.2	3.7	4.0	4.0	3.7
	70~74	4.1	4.3	4.0	4.3	4.1	3.8
	75~79	4.4	4.6	4.3	4.6	4.4	4.1
	≥80	4.7	4.7	4.7	4.8	4.8	4.4
男性	小计	4.2	4.4	4.0	4.4	4.1	3.8
	60~64	4.0	4.3	3.7	4.2	3.9	3.7
	65~69	4.0	4.3	3.8	4.1	4.1	3.7
	70~74	4.2	4.4	4.0	4.4	4.2	3.9
	75~79	4.4	4.6	4.3	4.8	4.4	4.0
	≥80	4.7	4.7	4.7	4.8	4.8	4.4
女性	小计	4.0	4.1	3.9	4.1	4.0	3.8
	60~64	3.7	3.9	3.6	3.8	3.8	3.5
	65~69	3.8	4.0	3.6	3.9	3.8	3.6
	70~74	4.0	4.1	3.9	4.2	4.0	3.8
	75~79	4.4	4.5	4.3	4.5	4.5	4.2
	≥80	4.7	4.8	4.7	4.8	4.8	4.4

三、吸烟

（一）吸烟情况

1. **现在吸烟率** 2018 年,中国老年人群现在吸烟率为 24.2%,男性和女性分别为 45.5% 和 3.7%,男性明显高于女性,是女性 12.3 倍。从年龄分布上来看,现在吸烟率呈随年龄上升而下降趋势。城市及农村老年人群现在吸烟率分别为 21.4% 和 26.4%,农村明显高于城市。东、中、西部地区老年人群现在吸烟率分别为 22.3%、24.3% 和 26.9%,西部地区高于东、中部地区,见表 4-7。

与 2013 年发布结果相比,中国老年人群现在吸烟率下降 0.5 个百分点,其中男性无明显变化,女性下降 1.0 个百分点;城市上升 0.4 个百分点,农村下降 1.0 个百分点(图 4-4)。

表 4-7 2018 年中国老年人群现在吸烟率

单位:%

年龄/岁		合计	城乡		地区		
			城市	农村	东部	中部	西部
合计	小计	24.2	21.4	26.4	22.3	24.3	26.9
	60~64	28.4	25.7	30.5	26.4	28.5	31.3
	65~69	24.8	21.6	27.2	22.9	24.6	27.5
	70~74	23.3	19.9	26.0	21.5	23.5	25.4
	75~79	19.3	16.9	21.2	18.8	19.3	20.1
	≥80	17.9	16.0	19.2	15.6	17.4	23.4
男性	小计	45.5	40.9	49.1	41.6	45.3	51.6
	60~64	52.8	49.4	55.4	49.0	52.3	59.2
	65~69	46.1	41.5	49.6	42.0	45.3	52.6
	70~74	43.2	38.0	47.3	39.6	43.3	48.2
	75~79	36.0	30.8	40.1	34.2	35.3	39.6
	≥80	35.9	29.9	41.0	30.3	36.9	46.7
女性	小计	3.7	2.9	4.4	4.3	4.0	2.6
	60~64	3.3	2.1	4.3	3.4	3.9	2.4
	65~69	3.1	2.2	3.9	3.6	3.6	2.0
	70~74	3.5	2.5	4.4	4.0	3.9	2.6
	75~79	5.4	5.1	5.6	7.1	4.9	3.0
	≥80	3.9	3.9	3.9	4.0	3.6	4.1

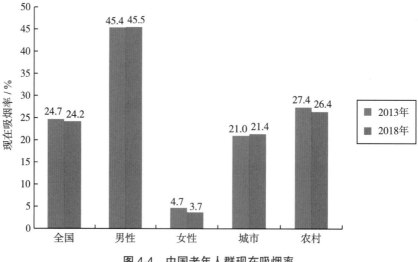

图 4-4　中国老年人群现在吸烟率

2. 现在每日吸烟率　2018 年,中国老年人群吸烟者现在每日吸烟率为 22.0%,其中男性、女性分别为 41.6% 和 3.3%,男性明显高于女性,是女性 12.6 倍。在年龄分布上,现在每日吸烟率呈随年龄增长而下降的趋势。城市和农村老年人群现在每日吸烟率分别为 19.6% 和 24.0%,农村高于城市。东、中、西部地区老年人群现在每日吸烟率分别为 20.5%、22.0% 和 24.4%,西部地区高于东、中部地区,见表 4-8。

表 4-8　2018 年中国老年人群现在每日吸烟率

单位:%

年龄/岁		合计	城乡		地区		
			城市	农村	东部	中部	西部
合计	小计	22.0	19.6	24.0	20.5	22.0	24.4
	60~64	26.1	23.9	27.9	24.4	26.0	28.9
	65~69	22.7	19.5	25.1	20.7	22.4	25.5
	70~74	21.0	17.9	23.5	19.8	21.1	22.5
	75~79	17.4	15.6	18.8	17.2	17.2	17.9
	≥80	16.0	14.6	17.1	14.5	15.4	20.2
男性	小计	41.6	37.6	44.7	38.3	41.0	47.1
	60~64	48.7	46.0	50.8	45.5	47.7	54.7
	65~69	42.3	37.6	45.8	38.3	41.1	48.8
	70~74	39.2	34.6	42.9	36.5	39.2	43.0
	75~79	32.5	28.4	35.8	31.1	31.8	35.5
	≥80	32.1	27.2	36.2	27.9	32.2	40.6

续表

年龄/岁		合计	城乡		地区		
			城市	农村	东部	中部	西部
女性	小计	3.3	2.5	3.9	3.8	3.5	2.2
	60~64	2.9	1.8	3.8	2.9	3.5	2.1
	65~69	2.8	1.7	3.6	3.0	3.4	1.8
	70~74	3.0	1.8	3.9	3.5	3.1	2.0
	75~79	4.8	4.9	4.7	6.5	4.2	2.4
	≥80	3.7	3.6	3.7	4.0	3.5	3.3

与 2013 年发布结果相比,中国老年人群现在每日吸烟率下降 0.5 个百分点,其中男性无变化,女性下降了 0.8 个百分点;城市上升 0.4 个百分点,农村下降 1.0 个百分点。

(二)二手烟暴露情况

2018 年中国老年人群二手烟暴露率为 46.6%,其中男性、女性二手烟暴露率分别为 41.8% 和 48.2%,女性明显高于男性。二手烟暴露率总体呈随年龄增长而下降的趋势。城乡老年人群二手烟暴露率分别为 42.9% 和 49.7%,农村明显高于城市。东、中、西部地区老年人群二手烟暴露率分别为 41.3%、46.6% 和 47.2%,中、西部地区水平相近,且均高于东部地区,见表 4-9。

表 4-9　2018 年中国老年人群二手烟暴露率

单位:%

年龄/岁		合计	城乡		地区		
			城市	农村	东部	中部	西部
合计	小计	46.6	42.9	49.7	41.3	46.6	47.2
	60~64	54.2	50.8	57.1	34.1	36.9	43.4
	65~69	48.5	45.4	51.1	32.8	39.3	43.2
	70~74	44.6	40.5	48.2	38.3	44.7	44.4
	75~79	37.3	34.1	40.0	47.1	48.8	51.5
	≥80	36.9	30.0	42.2	40.8	47.1	42.0
男性	小计	41.8	39.1	44.2	39.2	43.1	42.4
	60~64	48.7	47.4	49.9	28.6	38.4	41.3
	65~69	43.1	40.4	45.4	25.1	39.6	37.6
	70~74	41.2	39.4	42.8	45.0	48.2	53.3
	75~79	35.0	31.1	38.6	52.4	55.5	61.8
	≥80	31.6	27.7	35.8	48.4	49.8	53.9

续表

年龄/岁		合计	城乡		地区		
			城市	农村	东部	中部	西部
女性	小计	48.2	44.2	51.5	42.1	47.8	48.9
	60~64	55.9	51.8	59.3	36.0	36.3	44.1
	65~69	50.4	47.3	53.1	35.6	39.2	45.0
	70~74	45.8	40.9	50.0	41.3	46.6	47.2
	75~79	38.1	35.3	40.4	34.1	36.9	43.4
	≥80	38.7	31.0	44.0	32.8	39.3	43.2

（三）戒烟情况

1. 戒烟率　2018 年,中国老年人群吸烟者戒烟率为 31.2%,其中男性、女性分别为 31.5% 和 27.4%,男性高于女性。吸烟者戒烟率总体呈随年龄增长而增高的趋势。城市和农村老年人群戒烟率分别为 35.7% 和 28.0%,城市明显高于农村。东、中、西部地区老年人群戒烟率依次为 34.8%、32.0% 和 25.2%,东、中部地区明显高于西部地区,见表 4-10。

表 4-10　2018 年中国老年人群戒烟率

单位:%

年龄/岁		合计	城乡		地区		
			城市	农村	东部	中部	西部
合计	小计	31.2	35.7	28.0	34.8	32.0	25.2
	60~64	25.8	29.0	23.5	30.0	26.2	19.1
	65~69	30.7	35.1	27.7	32.9	32.3	26.4
	70~74	34.1	39.6	30.1	37.6	35.4	27.6
	75~79	37.7	43.4	33.6	39.1	39.7	32.9
	≥80	39.3	44.7	35.2	45.3	37.7	29.5
男性	小计	31.5	36.1	28.2	35.5	32.6	24.8
	60~64	26.1	29.3	23.7	30.3	26.7	19.0
	65~69	31.0	35.5	27.8	33.4	32.8	26.2
	70~74	34.3	40.1	30.1	38.1	35.9	27.3
	75~79	39.4	45.7	34.8	42.3	41.1	32.9
	≥80	39.4	45.5	34.9	46.4	38.1	27.6
女性	小计	27.4	29.1	26.6	27.4	24.9	31.6
	60~64	21.2	22.7	20.6	24.5	17.1	21.3
	65~69	27.0	27.7	26.7	26.5	24.1	33.0
	70~74	30.7	32.3	30.0	31.4	28.5	32.8
	75~79	26.4	27.5	25.6	23.5	28.9	32.4
	≥80	38.4	39.3	37.7	37.6	34.5	43.8

与 2013 年发布结果相比,中国老年人群戒烟率上升 1.3 个百分点,其中男性上升 1.1 个百分点,女性上升 3.4 个百分点;城市上升 1.2 个百分点,农村上升 1.2 个百分点(图 4-5)。

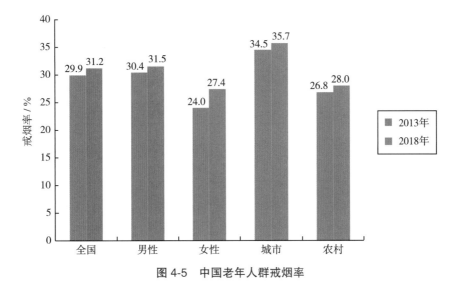

图 4-5　中国老年人群戒烟率

2. 成功戒烟率　2018 年中国老年人群戒烟者成功戒烟率为 25.4%,其中男性、女性分别为 25.7% 和 21.7%,男性明显高于女性。成功戒烟率 60~64 岁年龄组最低,为 20.1%,80 岁及以上组最高,为 33.9%。城市和农村老年人群成功戒烟率分别为 30.3% 和 21.9%,城市明显高于农村。东、中、西部地区成功戒烟率依次为 28.5%、26.5% 和 19.6%,东、中部地区明显高于西部地区,见表 4-11。

表 4-11　2018 年中国老年人群成功戒烟率

单位:%

年龄 / 岁		合计	城乡		地区		
			城市	农村	东部	中部	西部
合计	小计	25.4	30.3	21.9	28.5	26.5	19.6
	60~64	20.1	23.8	17.5	23.6	20.9	14.0
	65~69	25.0	30.0	21.6	27.1	26.9	20.6
	70~74	28.2	34.4	23.7	32.1	29.1	21.6
	75~79	31.1	36.9	26.8	31.1	34.0	27.3
	≥80	33.9	39.6	29.8	39.3	33.1	24.7
男性	小计	25.7	30.8	22.0	29.2	27.0	19.3
	60~64	20.3	23.9	17.7	23.8	21.5	13.9
	65~69	25.3	30.4	21.6	27.5	27.4	20.3
	70~74	28.7	35.0	24.0	32.9	29.8	21.6
	75~79	32.6	39.7	27.4	34.3	35.1	27.2
	≥80	34.0	39.8	29.7	40.4	33.1	23.1

续表

年龄/岁		合计	城乡		地区		
			城市	农村	东部	中部	西部
女性	小计	21.7	23.4	20.8	21.5	20.1	24.9
	60~64	16.9	20.4	15.5	21.0	12.4	16.2
	65~69	21.6	21.7	21.6	21.4	19.2	26.3
	70~74	22.2	25.5	20.6	24.0	20.0	21.7
	75~79	20.5	18.0	22.3	15.7	25.6	28.2
	≥80	33.5	38.2	30.1	32.2	33.0	36.6

　　与2013年发布结果相比,中国老年人群成功戒烟率上升1.7个百分点,其中男性上升1.5个百分点,女性上升2.6个百分点;城市上升1.5个百分点,农村上升1.5个百分点(图4-6)。

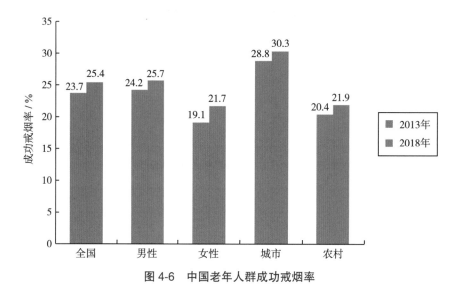

图4-6　中国老年人群成功戒烟率

四、饮酒

(一)酒精摄入量

　　2018年中国老年人群饮酒者日均酒精摄入量为30.2g,其中男性、女性日均酒精摄入量分别为35.8g和9.2g,男性明显高于女性,是女性的3.9倍;日均酒精摄入量总体呈随年龄增长而下降的趋势。城市、农村老年人群日均酒精摄入量分别为25.3g和34.3g,农村明显高于城市。东、中、西部地区老年人群日均酒精摄入量分别为34.3g、27.8g和26.0g,东部地区明显高于中部和西部地区,见表4-12。

表 4-12　2018 年中国老年人群饮酒者日均酒精摄入量

单位：g

年龄/岁		合计	城乡		地区		
			城市	农村	东部	中部	西部
合计	小计	30.2	25.3	34.3	34.3	27.8	26.0
	60~64	32.3	27.8	36.1	36.4	29.1	28.8
	65~69	30.7	23.9	36.2	34.3	29.6	26.5
	70~74	28.4	25.6	30.6	32.4	26.0	24.5
	75~79	28.1	22.0	33.3	32.2	27.4	21.4
	≥80	24.7	21.4	28.0	30.7	17.9	19.5
男性	小计	35.8	30.5	40.0	41.7	32.0	30.3
	60~64	38.1	32.9	42.2	44.0	32.8	34.1
	65~69	36.1	29.3	41.5	41.0	34.4	30.7
	70~74	32.5	29.5	35.0	38.5	29.0	27.2
	75~79	34.6	27.9	40.0	40.6	33.6	25.2
	≥80	30.7	27.9	33.3	39.8	21.6	22.8
女性	小计	9.2	7.4	10.9	8.9	9.8	9.0
	60~64	8.7	9.1	8.3	8.0	11.8	6.1
	65~69	9.0	4.7	13.1	9.0	8.8	9.0
	70~74	11.3	9.9	12.4	9.8	11.1	14.0
	75~79	8.6	6.3	10.9	9.4	6.1	9.9
	≥80	9.0	5.2	13.1	10.1	7.1	8.5

（二）饮酒率

1. **过去 30 天饮酒率**　2018 年,中国老年人群过去 30 天饮酒率为 23.5%,男性和女性分别为 39.3% 和 8.3%,男性明显高于女性,是女性的 4.7 倍。从年龄分布上来看,过去 30 天饮酒率呈随年龄上升而下降的趋势。城市及农村老年人群过去 30 天饮酒率分别为 23.7% 和 23.3%,两者基本持平。东、中、西部地区老年人群过去 30 天饮酒率分别为 25.5%、21.8% 和 22.3%,东部地区高于中、西部地区,中、西部地区基本持平,见表 4-13。

表 4-13　2018 年中国老年人群过去 30 天饮酒率

单位：%

年龄/岁		合计	城乡		地区		
			城市	农村	东部	中部	西部
合计	小计	23.5	23.7	23.3	25.5	21.8	22.3
	60~64	27.7	27.5	27.8	30.6	26.1	25.3
	65~69	25.0	25.3	24.9	27.0	23.5	24.1
	70~74	22.4	22.0	22.7	24.3	20.5	21.8
	75~79	17.7	18.2	17.2	19.4	15.3	17.5
	≥80	16.6	19.4	14.5	18.3	15.0	15.1

续表

年龄/岁		合计	城乡		地区		
			城市	农村	东部	中部	西部
男性	小计	39.3	39.7	39.1	42.7	37.5	36.6
	60~64	45.7	45.8	45.7	50.6	43.7	40.8
	65~69	41.0	41.2	40.9	43.6	39.3	39.6
	70~74	37.1	37.0	37.1	40.3	35.1	34.8
	75~79	31.0	32.0	30.3	35.0	27.6	29.0
	≥80	27.9	30.6	25.6	28.8	27.8	26.4
女性	小计	8.3	8.6	8.0	9.4	6.7	8.4
	60~64	9.1	9.2	9.1	10.1	7.9	9.2
	65~69	8.8	9.7	8.2	10.4	7.4	8.4
	70~74	7.9	7.6	8.1	8.8	5.9	8.9
	75~79	6.5	6.6	6.5	7.4	4.4	7.4
	≥80	7.9	9.7	6.7	10.0	6.0	6.0

与 2013 年发布结果相比,中国老年人群过去 30 天饮酒率上升 2.3 个百分点,其中男性上升 4.2 个百分点,女性上升 0.5 个百分点;城市上升 2.4 个百分点,农村上升 2.2 个百分点 (图 4-7)。

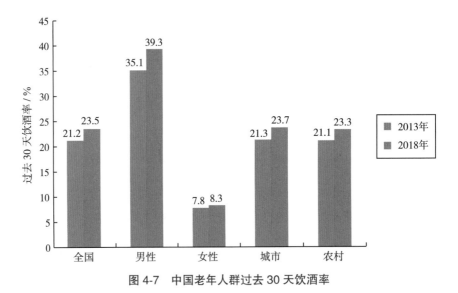

图 4-7　中国老年人群过去 30 天饮酒率

2. **经常饮酒率**　2018 年,中国老年人群饮酒者经常饮酒率为 44.1%,其中男性、女性分别为 49.5% 和 24.9%,男性明显高于女性。从年龄分布上来看,经常饮酒率呈随年龄增长而增高的趋势。城市和农村经常饮酒率分别为 37.6% 和 49.7%,农村明显高于城市。东、中、西部地区老年人群经常饮酒率分别为 47.7%、40.3% 和 42.5%,东部地区明显高于中、西部地区,见表 4-14。

表 4-14 2018 年中国老年人群经常饮酒率

单位:%

年龄/岁		合计	城乡		地区		
			城市	农村	东部	中部	西部
合计	小计	44.1	37.6	49.7	47.7	40.3	42.5
	60~64	42.4	35.8	48	46.6	37.1	41.6
	65~69	43.3	36.8	48.7	44.0	42.8	43.0
	70~74	45.2	38.5	50.7	48.4	42.2	43.5
	75~79	47.2	39.6	54.2	51.9	43.3	43.3
	≥80	48.5	43.4	53.4	56.7	39.1	41.6
男性	小计	49.5	43.2	54.6	54.4	45.5	46.0
	60~64	48.8	42.5	53.8	54.6	42.7	46.2
	65~69	49	43.6	53.3	50.7	48.1	47.5
	70~74	49.3	42.3	55.2	54.6	45.9	45.2
	75~79	52.1	44.8	58.4	58.6	49.2	43.9
	≥80	51	45.7	56.2	58.5	44.1	43.8
女性	小计	24.9	18.8	30.8	25.7	19.1	29.7
	60~64	18.1	13	23.2	18.3	14.0	22.9
	65~69	22	14.5	29.5	20.5	20.7	25.8
	70~74	28.6	23.5	32.9	25.9	24.5	37.0
	75~79	32.7	25.4	40.2	33.9	22.1	41.5
	≥80	42	37.4	46.2	52.5	24.3	35.2

与 2013 年发布结果相比,中国老年人群饮酒者经常饮酒率下降了 3.6 个百分点,男性、女性分别下降了 3.1 个百分点和 3.6 个百分点;城市和农村分别下降了 6.0 个百分点和 1.4 个百分点。

(三)饮酒者不健康的饮酒行为

1. **危险饮酒率** 2018 年,中国老年人群饮酒者危险饮酒率为 9.3%,其中男性、女性分别为 10.7% 和 4.2%,男性明显高于女性。各年龄组间以 80 岁及以上年龄组最高,为 10.5%。城市和农村老年人群危险饮酒率分别为 7.8% 和 10.6%,农村危险饮酒率高于城市。东、中、西部地区老年人群危险饮酒率差别不大,依次为 9.6%、9.4% 和 8.9%,见表 4-15。

与 2013 年发布结果相比,中国老年人群危险饮酒率下降 0.4 个百分点,其中男性下降 0.2 个百分点,女性下降 0.9 个百分点;城市下降 0.9 个百分点,农村上升 0.1 个百分点(图 4-8)。

表 4-15　2018 年中国老年人群危险饮酒率

单位：%

年龄/岁		合计	城乡		地区		
			城市	农村	东部	中部	西部
合计	小计	9.3	7.8	10.6	9.6	9.4	8.9
	60~64	9.1	7.9	10.0	9.4	8.8	8.7
	65~69	10.3	9.1	11.3	10.1	11.0	9.8
	70~74	9.0	6.0	11.5	8.2	9.8	9.2
	75~79	8.2	7.5	8.8	9.8	7.1	6.6
	≥80	10.5	7.9	13.1	11.4	10.0	9.2
男性	小计	10.7	9.5	11.8	10.9	10.9	10.2
	60~64	10.5	9.5	11.4	10.9	10.2	10.3
	65~69	12.2	11.1	13.0	11.8	12.9	11.8
	70~74	9.8	6.6	12.5	9.0	11.0	9.7
	75~79	9.9	9.7	10.1	12.0	8.6	7.8
	≥80	10.8	10.7	10.8	10.3	12.6	9.3
女性	小计	4.2	2.3	6.1	5.2	3.1	3.7
	60~64	3.4	2.5	4.3	4.0	3.3	2.3
	65~69	3.3	2.4	4.2	3.9	3.3	2.2
	70~74	5.6	3.4	7.4	5.5	4.0	7.3
	75~79	3.0	1.5	4.6	3.9	1.5	2.8
	≥80	10.0	0.4	18.9	13.9	2.2	9.2

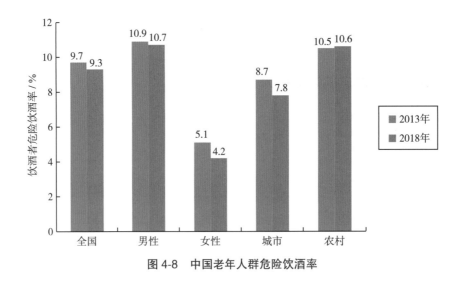

图 4-8　中国老年人群危险饮酒率

2. **有害饮酒率**　2018 年, 中国老年人群饮酒者有害饮酒率为 15.2%, 其中男性、女性分别为 18.0% 和 4.9%, 男性明显高于女性, 是女性的 3.7 倍。60~64 岁年龄组有害饮酒率最高 (16.5%), 80 岁及以上年龄组最低 (10.7%)。

城市和农村老年人群有害饮酒率分别为 12.1% 和 17.8%, 农村明显高于城市。东、中、西部地区老年人群有害饮酒率依次为 17.7%、13.7% 和 12.5%, 东部地区高于中部和西部地区, 见表 4-16。

与 2013 年发布结果相比, 中国老年人群有害饮酒率上升 3.4 个百分点, 其中男性上升 4.2 个百分点, 女性上升 1.1 个百分点; 城市上升 2.6 个百分点, 农村上升 4.1 个百分点 (图 4-9)。

表 4-16　2018 年中国老年人群有害饮酒率

单位:%

年龄/岁		合计	城乡		地区		
			城市	农村	东部	中部	西部
合计	小计	15.2	12.1	17.8	17.7	13.7	12.5
	60~64	16.5	14.0	18.7	19.8	14.4	13.3
	65~69	15.0	11.0	18.2	16.9	14.4	12.7
	70~74	14.5	12.6	16.1	17.1	12.6	12.6
	75~79	14.7	9.5	19.5	15.5	15.9	11.8
	≥80	10.7	8.9	12.4	14.9	5.8	7.2
男性	小计	18.0	14.8	20.7	21.7	15.8	14.5
	60~64	19.6	16.9	21.8	23.9	16.5	15.9
	65~69	17.6	13.9	20.5	20.3	16.6	14.6
	70~74	16.9	14.9	18.7	20.6	14.4	14.2
	75~79	17.5	12.0	22.4	19.4	18.7	13.0
	≥80	13.6	11.3	15.7	20.2	6.2	8.6
女性	小计	4.9	3.0	6.7	4.8	5.1	5.0
	60~64	4.6	4.1	5.1	5.2	5.3	2.7
	65~69	5.1	1.5	8.6	4.9	5.0	5.5
	70~74	4.8	3.3	6.1	4.1	4.2	6.5
	75~79	6.2	2.5	10.0	5.3	6.0	8.2
	≥80	3.3	2.5	4.0	2.8	4.6	2.8

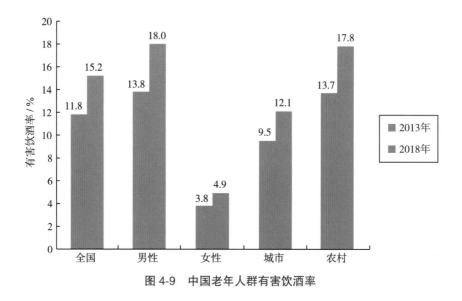

图 4-9　中国老年人群有害饮酒率

五、体重

（一）低体重率

2018 年,中国老年人群低体重率为 3.8%,其中男性为 3.9%,女性为 3.7%。从年龄分布上来看,老年人群低体重率随年龄上升呈上升趋势,60~64 岁年龄组最低(2.5%),80 岁及以上年龄组最高(8.1%)。城市、农村低体重率分别为 2.7% 和 4.7%,农村明显高于城市。东、中、西部地区老年人群低体重率依次为 3.0%、3.8%、5.0%,西部最高,见表 4-17。

表 4-17　2018 年中国老年人群低体重率

单位：%

年龄 / 岁		合计	城乡		地区		
			城市	农村	东部	中部	西部
合计	小计	3.8	2.7	4.7	3.0	3.8	5.0
	60~64	2.5	1.9	3.0	1.9	2.5	3.5
	65~69	3.1	2.0	3.9	2.7	2.9	3.8
	70~74	3.9	2.5	4.9	2.6	4.4	5.0
	75~79	5.2	4.2	5.9	3.6	5.1	7.9
	≥80	8.1	5.3	10.2	7.2	8.7	9.4
男性	小计	3.9	2.8	4.8	3.0	4.2	5.1
	60~64	2.5	2.0	2.9	1.6	2.8	3.7
	65~69	3.4	2.0	4.5	2.7	3.6	4.1
	70~74	4.2	3.0	5.2	3.3	4.1	5.6
	75~79	5.9	4.6	7.0	4.0	7.1	7.4
	≥80	7.3	4.8	9.4	6.4	7.4	9.1

续表

年龄/岁		合计	城乡		地区		
			城市	农村	东部	中部	西部
女性	小计	3.7	2.6	4.6	3.1	3.5	4.9
	60~64	2.5	1.7	3.1	2.2	2.2	3.3
	65~69	2.8	2.0	3.4	2.6	2.2	3.6
	70~74	3.5	2.1	4.7	1.9	4.8	4.5
	75~79	4.5	3.8	5.1	3.3	3.2	8.3
	≥80	8.7	5.8	10.7	7.8	9.6	9.7

（二）超重率

2018年,中国老年人群超重率为36.6%,其中男性为35.9%,女性为37.4%,女性高于男性。从年龄分布上来看,老年人群超重率随年龄上升呈下降趋势,60~64岁年龄组最高（39.5%）,80岁及以上年龄组最低（28.5%）。

城市、农村老年人群超重率分别为40.6%和33.5%,城市明显高于农村。东、中、西部地区老年人群超重率依次为38.4%、38.2%、32.1%,东部和中部地区差异不明显,但均明显高于西部地区,见表4-18。

表 4-18　2018 年中国老年人群超重率

单位:%

年龄/岁		合计	城乡		地区		
			城市	农村	东部	中部	西部
合计	小计	36.6	40.6	33.5	38.4	38.2	32.1
	60~64	39.5	42.5	37.2	41.3	40.6	35.5
	65~69	37.7	41.3	34.9	39.2	39.4	34.0
	70~74	36.1	40.0	32.8	38.1	38.1	30.9
	75~79	34.2	39.7	29.9	36.6	35.9	28.4
	≥80	28.5	33.9	24.4	31.5	28.7	21.5
男性	小计	35.9	41.0	31.8	38.2	37.5	30.6
	60~64	39.1	43.4	35.8	41.6	40.7	33.3
	65~69	37.3	42.4	33.5	40.0	39.0	31.7
	70~74	35.4	40.8	31.1	37.1	37.6	30.5
	75~79	31.4	38.5	25.6	33.8	31.7	27.2
	≥80	27.5	32.9	22.8	30.5	27.8	20.5

续表

年龄/岁		合计	城乡		地区		
			城市	农村	东部	中部	西部
女性	小计	37.4	40.1	35.2	38.7	38.8	33.6
	60~64	40.0	41.6	38.7	41.0	40.5	37.8
	65~69	38.2	40.4	36.4	38.4	39.7	36.2
	70~74	36.7	39.3	34.6	39.0	38.6	31.3
	75~79	36.6	40.7	33.5	38.7	39.7	29.4
	≥80	29.2	34.8	25.5	32.2	29.3	22.4

与 2013 年发布结果相比,中国老年人群超重率上升 3.9 个百分点,其中男性上升 3.8 个百分点,女性上升 4.1 个百分点;城市上升 3.4 个百分点,农村上升 4.2 个百分点(图 4-10)。

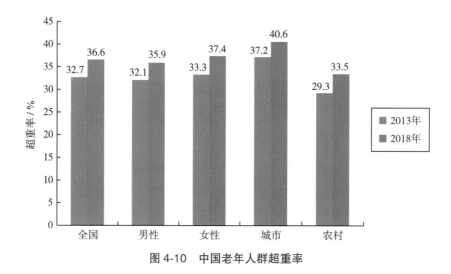

图 4-10　中国老年人群超重率

(三)肥胖流行率

1. **肥胖率**　2018 年,中国老年人群肥胖率为 13.6%,其中男性为 11.2%,女性为 16.0%,女性明显高于男性。各年龄组以 65~69 岁年龄组段最高,为 15.5%,80 岁及以上年龄组最低,为 9.6%。城市和农村老年人群肥胖率分别为 16.3% 和 11.6%,城市明显高于农村。东、中、西部地区肥胖率依次为 16.1%、12.9%、10.7%,东部地区明显高于中部和西部地区,见表 4-19。

与 2013 年发布结果相比,中国老年人群肥胖率上升 0.4 个百分点,其中男性上升 1.3 个百分点,女性下降 0.3 个百分点;城市上升 0.4 个百分点,农村上升 0.5 个百分点(图 4-11)。

2. **中心型肥胖率**　2018 年,中国老年人群中心型肥胖率为 41.5%,其中男性为 34.2%,女性为 48.6%,女性明显高于男性。各年龄组中心型肥胖率以 65~69 岁年龄组最高,为 43.0%,以 80 岁及以上年龄组最低,为 37.5%。城市、农村老年人群中心型肥胖率分别为 47.1% 和 37.1%,城市明显高于农村。东、中、西部地区老年人群中心型肥胖率依次为 45.9%、40.1%、36.5%,东、中、西部地区存在明显差异,东部地区最高,西部地区最低,见表 4-20。

表 4-19 2018 年中国老年人群肥胖率

单位：%

年龄/岁		合计	城乡		地区		
			城市	农村	东部	中部	西部
合计	小计	13.6	16.3	11.6	16.1	12.9	10.7
	60~64	14.9	16.9	13.2	17.4	14.0	12.0
	65~69	15.5	18.0	13.6	18.2	15.1	12.3
	70~74	13.7	16.3	11.6	16.9	12.4	10.4
	75~79	10.7	13.6	8.3	13.3	10.2	7.0
	≥80	9.6	13.9	6.4	10.7	8.7	8.4
男性	小计	11.2	14.1	9.0	13.6	10.6	8.3
	60~64	12.6	15.6	10.3	15.5	11.6	9.5
	65~69	12.4	15.7	10.0	14.5	11.8	10.2
	70~74	9.8	12.0	8.1	12.1	9.2	7.2
	75~79	8.9	11.8	6.6	11.2	9.1	5.2
	≥80	9.4	12.5	6.8	11.3	9.1	5.6
女性	小计	16.0	18.3	14.1	18.4	15.1	13.1
	60~64	17.1	18.2	16.3	19.3	16.4	14.7
	65~69	18.6	20.2	17.3	21.9	18.4	14.4
	70~74	17.5	20.4	15.1	21.7	15.5	13.6
	75~79	12.1	15.2	9.8	14.8	11.2	8.5
	≥80	9.8	15.2	6.2	10.2	8.5	10.7

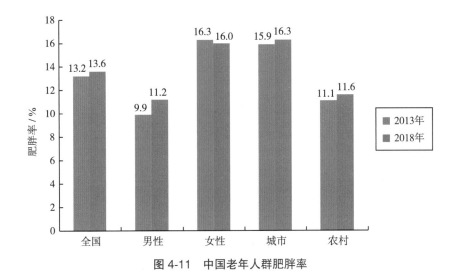

图 4-11 中国老年人群肥胖率

表 4-20　2018 年中国老年人群中心型肥胖率

单位:%

年龄/岁		合计	城乡		地区		
			城市	农村	东部	中部	西部
合计	小计	41.5	47.1	37.1	45.9	40.1	36.5
	60~64	42.8	47.6	38.9	46.6	41.8	38.1
	65~69	43.0	48.2	38.9	47.1	41.6	38.9
	70~74	41.0	47.1	36.1	47.1	38.6	35.0
	75~79	39.7	45.2	35.5	43.6	38.9	34.4
	≥80	37.5	45.8	31.2	42.5	34.9	29.4
男性	小计	34.2	42.0	28.0	39.1	32.8	28.3
	60~64	36.3	44.3	29.9	41.3	35.8	29.1
	65~69	35.0	42.7	29.1	39.8	33.7	29.8
	70~74	32.2	39.2	26.7	36.8	30.7	27.3
	75~79	32.2	40.2	25.9	37.3	29.2	28.3
	≥80	31.2	39.9	23.7	37.1	27.6	22.1
女性	小计	48.6	52.0	45.9	52.2	47.3	44.5
	60~64	49.5	50.9	48.3	52.0	47.9	47.5
	65~69	51.1	53.5	49.1	54.4	49.7	48.1
	70~74	49.7	54.7	45.5	57.1	46.4	42.6
	75~79	46.1	49.5	43.5	48.5	47.8	39.9
	≥80	42.4	51.2	36.4	46.9	40.1	35.4

与 2013 年发布结果相比,中国老年人群中心型肥胖率上升 3.8 个百分点,其中男性上升 4.8 个百分点,女性上升 3.0 个百分点;城市上升 4.4 个百分点,农村上升 3.3 个百分点(图 4-12)。

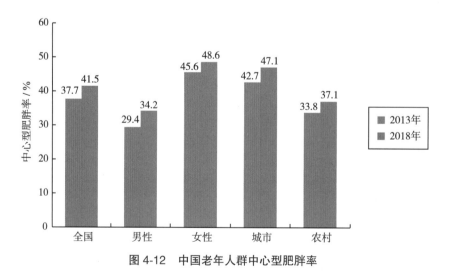

图 4-12　中国老年人群中心型肥胖率

第五章

功能障碍状况

一、失能率

2015年,中国老年人群日常生活活动能力(activities of daily living, ADL)失能率为19.4%,其中男性为12.6%,女性为25.8%,女性明显高于男性。从年龄分布来看,老年人群ADL失能率随着年龄增加而上升。城市老年人群ADL失能率为8.0%,农村为28.3%,农村显著高于城市。东部地区老年人群ADL失能率为7.8%,中部地区为17.8%,西部地区为24.3%,西部地区依次高于中部地区和东部地区,见表5-1。

表5-1 2015年中国老年人群ADL失能率

单位:%

年龄/岁		合计	城乡		地区		
			城市	农村	东部	中部	西部
合计	小计	19.4	8.0	28.3	7.8	17.8	24.3
	60~64	9.8	3.0	15.3	1.8	8.0	13.6
	65~69	14.0	4.1	21.7	2.8	10.9	18.7
	70~74	18.8	7.0	28.5	4.1	17.8	24.1
	75~79	29.9	11.8	44	11.3	36.1	35.0
	≥80	45.7	27.8	58.9	26.3	51.3	55.1
男性	小计	12.6	5.9	17.8	5.3	11.0	15.9
	60~64	5.9	3.2	7.9	2.2	4.1	8.2
	65~69	9.7	3.9	14.1	3.6	5.8	13.0
	70~74	11.9	4.9	17.6	2.6	11.1	14.9
	75~79	19.7	8.9	28.3	9.3	22.8	22.1
	≥80	34.7	18.0	48.1	14.9	42.3	42.8
女性	小计	25.8	9.9	38.4	10.0	25.2	32.3
	60~64	13.9	2.7	23.2	1.4	12.7	18.8
	65~69	18.4	4.4	29.5	2.1	16.5	24.5
	70~74	25.5	9.0	39.3	5.3	25.5	33.3
	75~79	38.9	14.4	57.5	12.8	47.5	47.6
	≥80	53.7	35.5	66.3	33.9	59.0	63.9

二、睡眠状况

（一）睡眠时间

2018 年,中国老年人群平均每日睡眠时间为 7.3 小时,其中男性和女性睡眠时间分别为 7.5 小时和 7.2 小时。从年龄分布上来看,除 80 岁及以上年龄组平均每日睡眠时间为 7.5 小时,其他年龄组的睡眠时间均为 7.3 小时。城市和农村老年人群平均每日睡眠时间分别为 7.2 小时和 7.4 小时。东、中、西部地区老年人群平均每日睡眠时间分别为 7.2 小时、7.3 小时和 7.5 小时,见表 5-2。

2018 年,中国老年人群平均每日睡眠时间与 2013 年相比基本持平(图 5-1)。

表 5-2　2018 年中国老年人群平均每日睡眠时间

单位:小时

年龄/岁		总计	城乡		地区		
			城市	农村	东部	中部	西部
合计	小计	7.3	7.2	7.4	7.2	7.3	7.5
	60~64	7.3	7.2	7.4	7.2	7.3	7.4
	65~69	7.3	7.2	7.4	7.2	7.3	7.5
	70~74	7.3	7.2	7.4	7.3	7.3	7.4
	75~79	7.3	7.2	7.4	7.1	7.3	7.5
	≥80	7.5	7.2	7.6	7.4	7.6	7.5
男性	小计	7.5	7.4	7.5	7.4	7.5	7.6
	60~64	7.4	7.3	7.4	7.3	7.4	7.5
	65~69	7.5	7.4	7.5	7.3	7.5	7.6
	70~74	7.5	7.4	7.6	7.5	7.5	7.6
	75~79	7.5	7.4	7.5	7.3	7.5	7.7
	≥80	7.6	7.4	7.8	7.5	7.7	7.6
女性	小计	7.2	7.0	7.3	7.1	7.2	7.3
	60~64	7.2	7.1	7.3	7.1	7.3	7.3
	65~69	7.2	7.0	7.3	7.0	7.1	7.4
	70~74	7.1	7.0	7.2	7.1	7.2	7.2
	75~79	7.1	6.9	7.3	6.9	7.1	7.4
	≥80	7.3	7.1	7.5	7.2	7.5	7.4

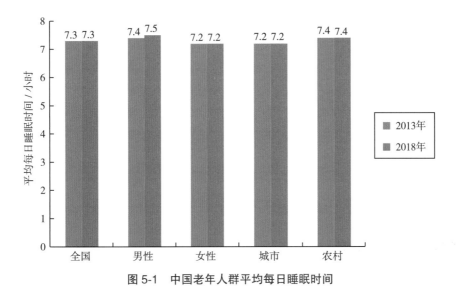

图 5-1 中国老年人群平均每日睡眠时间

（二）睡眠障碍流行率

2018 年, 中国老年人群睡眠障碍流行率为 68.2%, 其中男性和女性分别为 63.3% 和 73.0%, 女性明显高于男性。从年龄分布上来看, 睡眠障碍流行率基本呈随年龄增加而上升的趋势。城市和农村老年人群睡眠障碍流行率分别为 64.9% 和 70.9%, 农村高于城市。东、中、西部地区老年人群睡眠障碍流行率分别为 66.1%、72.3% 和 66.8%, 中部地区高于东、西部地区, 见表 5-3。

表 5-3 2018 年中国老年人群睡眠障碍流行率

单位: %

年龄 / 岁		合计	城乡		地区		
			城市	农村	东部	中部	西部
合计	小计	68.2	64.9	70.9	66.1	72.3	66.8
	60~64	65.7	62.0	68.7	63.3	69.9	64.3
	65~69	67.3	63.9	69.9	63.8	72.1	66.7
	70~74	70.2	67.2	72.7	68.8	73.9	68.2
	75~79	71.1	67.5	73.9	69.7	74.2	69.6
	≥80	70.8	68.5	72.6	69.5	74.9	68.5
男性	小计	63.3	59.9	65.9	61.2	68.0	60.9
	60~64	61.1	57.4	64.0	59.3	65.4	58.8
	65~69	61.8	58.5	64.3	58.5	67.2	60.3
	70~74	66.0	63.5	68.0	64.6	70.4	63.1
	75~79	65.7	61.2	69.3	63.6	70.2	63.4
	≥80	66.1	63.8	68.1	64.3	72.6	62.0

续表

年龄/岁		合计	城乡		地区		
			城市	农村	东部	中部	西部
女性	小计	73.0	69.6	75.7	70.7	76.4	72.5
	60~64	70.4	66.5	73.5	67.3	74.6	69.9
	65~69	72.8	69.3	75.7	69.1	77.1	73.1
	70~74	74.4	70.8	77.4	72.8	77.5	73.2
	75~79	75.5	72.8	77.7	74.4	77.7	74.9
	≥80	74.5	72.7	75.8	73.6	76.6	73.8

三、抑郁症状流行率

2016 年,中国老年人群抑郁症状流行率为 12.0%,其中男性为 9.5%,女性为 14.3%,女性明显高于男性。从年龄分布来看,抑郁症状流行率随着年龄增加而上升。城市和农村老年人群抑郁症状流行率均为 12.0%。东部地区老年人群抑郁症状流行率为 9.5%,中部地区为 6.5%,西部地区为 14.5%,西部地区依次高于东、中部地区,见表 5-4。

表 5-4　2016 年中国老年人群抑郁症状流行率

单位:%

年龄/岁		合计	城乡		地区		
			城市	农村	东部	中部	西部
合计	小计	12.0	12.0	12.0	9.5	6.5	14.5
	60~64	9.7	11.1	8.6	9.2	3.5	12.3
	65~69	10.9	10.4	11.2	7.4	5.4	13.4
	70~74	12.1	11.6	12.4	8.6	6.6	14.8
	75~79	14.7	13.7	15.4	11.6	10.9	16.5
	≥80	16.0	16.0	16	11.8	13	19
男性	小计	9.5	9.2	9.8	7.3	5.2	11.6
	60~64	8.2	9.8	7.0	7.9	2.3	10.7
	65~69	8.3	7.9	8.5	4.7	4.3	10.4
	70~74	9.8	8.7	10.7	6.6	6.1	11.9
	75~79	11.7	8.9	13.8	8.6	9	13.1
	≥80	12.5	11.7	13.1	9.7	9.8	14.8
女性	小计	14.3	14.6	14.1	11.3	8	17.3
	60~64	11.1	12.4	10.1	10.5	4.7	13.7
	65~69	13.5	12.9	14.1	9.8	6.7	16.6
	70~74	14.3	14.4	14.3	10	7.3	17.8
	75~79	17.3	18.1	16.8	13.8	12.5	19.9
	≥80	18.7	19.8	18.1	13.3	16.1	22.1

四、听力损失现患率

2020 年,中国老年人群听力损失现患率为 69.8%,其中男性为 74.5%,女性为 66.3%,随着年龄增加而上升。城市老年人群听力损失现患率为 65.2%,农村为 73.0%。从听力损失程度上看,轻度听力损失的现患率为 47.2%,中度、重度、极重度听力损失的现患率分别为 18.0%、3.6% 和 0.9%。随着年龄增加,中度及以上听力损失现患率逐步上升,详见表 5-5。

表 5-5　2020 年中国不同特征老年人群听力损失现患率

单位:%

特征		合计	听力损失程度			
			轻度	中度	重度	极重度
合计		69.8	47.2	18.0	3.6	0.9
年龄 / 岁						
	60~64	57.2	44.4	11.0	1.3	0.5
	65~69	65.9	49.8	13.6	2.1	0.5
	70~74	76.1	51.2	20.5	3.5	0.9
	75~79	84.4	46.5	28.9	7.2	1.8
	≥80	92.1	39.7	37.3	11.9	3.2
性别						
	男性	74.5	48.0	21.1	4.3	1.0
	女性	66.3	46.7	15.8	3.0	0.9
城乡						
	城市	65.2	49.4	12.9	2.1	0.7
	农村	73.0	45.7	21.7	4.6	1.1

五、牙齿留存状况

2015 年,中国 65~74 岁老年人群中,有 18.3% 的老年人牙列完整(不包括第三磨牙),其余 81.7% 的人均存在不同程度的牙齿缺失。

(一)平均存留牙数

2015 年,中国 65~74 岁老年人群平均存留牙数为 22.5 颗。男性、女性分别为 22.5 颗、22.5 颗,无显著差异。城市和农村分别为 23.0 颗和 22.0 颗,城市老年人群平均存留牙数高于农村老年人群。

与 2005 年相比,老年人群平均存留牙数增加了 1.5 颗(由 21.0 颗增加到 22.5 颗)。

（二）平均存留牙对数

2015 年,中国 65~74 岁老年人群平均存留牙对数为 8.0 对。男性、女性分别为 8.0 对、8.1 对,无显著差异。城市和农村分别为 8.5 对和 7.6 对,城市老年人群平均存留牙对数高于农村老年人群。

（三）无牙颌率

2015 年,中国 65~74 岁老年人群无牙颌率为 4.5%。男性、女性分别为 4.5% 和 4.4%,无显著差异。城市和农村分别为 3.8% 和 5.2%,农村高于城市。

与 2005 年相比,老年人群无牙颌率降低了 2.3 个百分点（由 6.8% 下降到 4.5%）。

六、自报便秘患病率

2015 年,中国老年人群自报便秘患病率为 12.4%,其中男性为 9.9%,女性为 14.8%,女性高于男性。老年人群自报便秘患病率随着年龄增加而上升。城市老年人群自报便秘患病率为 12.5%,农村为 12.3%,二者水平接近。东、中、西部地区自报便秘患病率分别为 11.2%、14.6%、12.0%,中部地区高于西部、东部地区,见表 5-6。

表 5-6　2016 年中国老年人群便秘自报患病率

单位:%

年龄/岁		合计	城乡		地区		
			城市	农村	东部	中部	西部
合计	小计	12.4	12.5	12.3	11.2	14.6	12.0
	60~64	9.0	8.0	9.8	6.8	9.7	9.5
	65~69	11.0	11.1	10.8	8.3	13.4	10.9
	70~74	12.5	12.9	12.1	10.8	16.0	11.9
	75~79	15.3	15.4	15.3	13.7	22.8	13.9
	≥80	21.3	24.4	19.0	21.5	24.6	19.9
男性	小计	9.9	10.0	9.8	9.0	11.0	9.7
	60~64	6.4	5.5	7.1	5.4	6.2	6.8
	65~69	8.5	8.7	8.3	6.2	8.6	9.1
	70~74	10.2	10.3	10.2	7.4	13.1	10.1
	75~79	12.9	12.8	12.9	10.6	20.3	11.7
	≥80	20.4	23.9	17.7	22.6	24.1	17.8
女性	小计	14.8	14.8	14.7	13.0	18.5	14.2
	60~64	11.6	10.5	12.6	8.2	13.8	12.0
	65~69	13.5	13.6	13.4	10.1	18.7	12.8
	70~74	14.7	15.4	14.1	13.4	19.2	13.7
	75~79	17.5	17.7	17.4	15.9	25.0	16.1
	≥80	21.8	24.8	19.8	20.8	25.0	21.4

第六章

口腔健康状况

口腔健康是健康的重要组成部分,口腔疾病与心脑血管疾病、糖尿病、消化系统疾病等慢性病的关系非常密切。对老年人群来说,口腔健康状况直接影响生活质量。本章将分别从患龋、牙周健康、口腔黏膜、义齿修复和口腔卫生行为这几方面具体呈现当前中国老年人群口腔健康状况和口腔健康知识、态度和行为状况。

一、患龋状况

（一）患龋率

2015 年,中国 65~74 岁老年人群恒牙患龋率为 98.0%,恒牙龋均（DMFT）13.33,龋补充填比为 12.8%。恒牙患龋率、DMFT 的性别、城乡差异均不明显,龋补充填比女性（14.3%）高于男性（10.7%),城市（18.8%）明显高于农村（6.9%）,见表 6-1。

与 2005 年相比,中国老年人群患龋率、龋均略有下降,但十几年来一直维持在高水平。

表 6-1　中国 65~74 岁老年人群恒牙患龋率、龋均及龋补充填比

分组		受检人数/人	患龋率/%	龋坏牙齿（DT）	缺失牙齿（MT）	填充牙齿（FT）	龋均（DMFT）	龋补充填比/%
性别	男性	2 222	97.8	3.00	9.51	0.36	12.87	10.7
	女性	2 209	98.3	3.67	9.50	0.61	13.78	14.3
城乡	城市	2 247	98.4	3.02	8.99	0.70	12.71	18.8
	农村	2 184	97.7	3.65	10.04	0.27	13.96	6.9
合计		4 431	98.0	3.33	9.50	0.49	13.33	12.8

（二）根龋患龋率

2015 年,中国 65~74 岁老年人群恒牙根龋患龋率为 61.9%,女性（64.7%）高于男性

（59.2%），农村（63.9%）略高于城市（60.1%）。恒牙根龋龋均为2.64，女性（2.85）高于男性（2.44），农村（2.93）高于城市（2.37）。

二、牙周健康状况

（一）牙周健康率

2015年，中国65~74岁老年人群的牙周健康率为9.3%，女性（9.8%）高于男性（8.7%），农村（9.8%）高于城市（8.8%）。见表6-2。

与2005年相比，中国老年人群的牙周健康率有所下降（从14.1%下降到9.3%）。

（二）牙龈出血检出情况

2015年，中国65~74岁老年人群牙龈出血的检出率为82.6%，其中男性82.5%，女性82.6%，男女差别不明显。城市、农村牙龈出血的检出率分别为81.9%、83.2%，农村高于城市。

老年人群人均有牙龈出血的牙数11.25颗，其中男性11.33颗，女性11.16颗，城市11.17颗，农村11.33颗，男女、城乡差别均不明显。见表6-2。

与2005年相比，牙龈出血检出率明显上升（从68.0%上升到82.6%）。

（三）牙石检出情况

2015年，中国65~74岁老年人群牙石的检出率为90.3%，其中男性90.5%、女性90.1%，城市90.6%、农村90.1%，男女、城乡差别不明显。

老年人群人均有牙石的牙数为15.57颗，其中男性16.29颗，女性14.86颗，男性高于女性。城市、农村人均有牙石的牙数分别为15.63颗、15.52颗，城乡差别不明显。见表6-2。

与2005年相比，牙石检出率有所上升（从88.7%上升到90.3%）。

（四）牙周袋检出情况

2015年，中国65~74岁老年人群有6mm及以上牙周袋的检出率为14.7%，男性（16.6%）高于女性（12.9%），城市（15.9%）高于农村（13.6%）。

老年人群人均有6mm及以上牙周袋的牙数为0.33颗，男性（0.38颗）高于女性（0.27颗），城市（0.37颗）高于农村（0.28颗）。见表6-2。

与2005年相比，有6mm及以上牙周袋检出率有所上升（从10.1%上升到14.7%）。

（五）附着丧失检出情况

2015年，中国65~74岁老年人群附着丧失≥4mm的检出率为74.2%，男性（77.6%）高于女性（70.7%），农村（74.6%）略高于城市（73.7%）。

老年人群人均有4mm及以上附着丧失的牙数为5.63颗，男性（6.53颗）高于女性（4.73颗），农村（5.82颗）高于城市（5.46颗）。见表6-2。

与2005年相比，附着丧失的检出率有所上升（从65.5%上升到74.2%）。

表 6-2 中国 65~74 岁老年人群牙周健康状况

分组		牙周健康率 /%	牙龈出血		牙石		牙周袋 ≥6mm		附着丧失 ≥4mm	
			检出牙数 / 颗	检出率 /%	检出牙数 / 颗	检出率 /%	检出牙数 / 颗	检出率 /%	检出牙数 / 颗	检出率 /%
性别	男性	8.7	11.33	82.5	16.29	90.5	0.38	16.6	6.53	77.6
	女性	9.8	11.16	82.6	14.86	90.1	0.27	12.9	4.73	70.7
城乡	城市	8.8	11.17	81.9	15.63	90.6	0.37	15.9	5.46	73.7
	农村	9.8	11.33	83.2	15.52	90.1	0.28	13.6	5.82	74.6
合计		9.3	11.25	82.6	15.57	90.3	0.33	14.7	5.63	74.2

三、口腔黏膜状况

2015 年，中国 65~74 岁老年人群的口腔黏膜异常检出率为 6 455/10 万，男性（6 706/10 万）高于女性（6 202/10 万），城市（6 631/10 万）高于农村（6 273/10 万）。其中脓肿为最常见的口腔黏膜异常，其检出率为 2 031/10 万，女性（2 173/10 万）高于男性（1 890/10 万），城市（2 270/10 万）高于农村（1 786/10 万）。恶性肿瘤检出率为 23/10 万，见表 6-3。

表 6-3 2015 年中国 65~74 岁老年人群口腔黏膜异常检出率

分组		受检人数 / 人	口腔黏膜异常 / 10 万$^{-1}$	恶性肿瘤 / 10 万$^{-1}$	白斑 / 10 万$^{-1}$	扁平苔藓 / 10 万$^{-1}$	溃疡 / 10 万$^{-1}$	念珠菌病 / 10 万$^{-1}$	脓肿 / 10 万$^{-1}$	其他 / 10 万$^{-1}$
性别	男性	2 222	6 706	45	495	495	1 395	1	1 890	2 295
	女性	2 209	6 202	0	272	272	1 992	0	2 173	1 584
城乡	城市	2 247	6 631	45	312	312	1 513	1	2 270	1 914
	农村	2 184	6 273	0	458	458	1 877	0	1 786	1 969
合计		4 431	6 455	23	384	384	1 693	1	2 031	1 941

与 2005 年相比，口腔黏膜异常的检出率有所下降，从 7 965/10 万下降到 6 455/10 万。脓肿依然是最常见的口腔黏膜异常。

四、义齿修复状况

2015 年，中国 65~74 岁老年人群中，47.7% 的人有未修复的缺失牙，女性（47.8%）与男性（47.6%）无显著差异，农村（51.3%）高于城市（44.2%）。

2015 年，26.3% 的老年人有固定义齿，20.4% 有可摘局部义齿，5.3% 有全口义齿，0.3% 有种植义齿，13.1% 有非正规义齿，见表 6-4。

在有缺失牙的人群中，义齿修复情况有所好转，义齿修复率从 2005 年的 42.0% 上升到 2015 年的 52.3%。

表 6-4　2015 年中国 65~74 岁老年人群义齿修复状况

单位：%

分组		种植义齿率	固定义齿率	可摘局部义齿率	全口义齿率	非正规义齿率	有缺失牙未修复率
性别	男性	0.2	24.5	19.7	5.4	13.5	47.6
	女性	0.4	28.1	21.1	5.2	12.6	47.8
城乡	城市	0.4	28.4	23.0	4.9	10.9	44.2
	农村	0.2	24.1	17.7	5.7	15.2	51.3
合计		0.3	26.3	20.4	5.3	13.1	47.7

五、口腔卫生行为

（一）刷牙

2015年，中国 65~74 岁老年人群中，80.9 % 的老年人每天刷牙，老年人中每天刷牙的比例女性（83.5%）高于男性（78.4%），城市（89.9%）高于农村（71.7%）。

30.1% 的老年人每天至少刷牙 2 次，每天至少刷牙 2 次的比例女性（33.8%）高于男性（26.5%），城市（41.7%）高于农村（18.1%）。与 2005 年相比，老年人刷牙情况有显著改善，每天刷牙的老年人比例由 75% 上升到 80.9%，每天至少刷牙 2 次的比例由 25.8% 上升到 30.1%。

（二）含氟牙膏使用

2015 年，中国 65~74 岁老年人群中，45.7% 的老年人使用含氟牙膏刷牙，含氟牙膏使用率城市（48.8%）高于农村（40.1%）。

与 2005 年相比，老年人含氟牙膏使用率明显上升，从 27% 上升到 45.7%。

（三）牙线与牙签使用

2015 年中国 65~74 岁老年人群中，30.1% 的老年人每天使用牙签，牙签使用率男性（32.8%）高于女性（27.3%），城市（32.0%）高于农村（28.1%）。

0.8% 的老年人每天使用牙线，牙线使用率女性（0.9%）略高于男性（0.7%），城市（1.2%）高于农村（0.4%）。

与 2005 年相比，部分老年人开始尝试使用牙线（2005 年中国老年人几乎不使用牙线），但同时，使用牙签的比例也有所上升（从 26% 上升到 30.1%）。

（四）牙周洁治

2015 年中国 65~74 岁老年人群中，2.2% 的老年人曾经在过去 12 个月做过牙周洁治（洗牙），牙周洁治比例城市（3.1%）高于农村（1.3%），男性和女性均为 2.2%。

第七章

伤 害 状 况

一、伤害死亡状况

（一）总体情况

2019 年，中国老年人群伤害总死亡率为 118.5/10 万，其中男性死亡率为 139.8/10 万，女性为 98.8/10 万，男性死亡率高于女性。各年龄组中前三位伤害死因均为跌倒、道路交通伤害和自杀，见表 7-1。

与 2015 年相比，中国老年人群伤害总死亡率有所下降。

表 7-1　2015 年和 2019 年中国老年人群分年龄组伤害死因顺位及死亡率

单位：1/10 万

年份	顺位	伤害死因（死亡率）					
		合计	60~64 岁	65~69 岁	70~74 岁	75~79 岁	≥80 岁
2015 年	1	跌倒（38.3）	道路交通伤害（29.5）	道路交通伤害（31.9）	道路交通伤害（34.0）	跌倒（46.7）	跌倒（196.0）
	2	道路交通伤害（33.9）	自杀（14.5）	自杀（18.4）	自杀（26.6）	道路交通伤害（37.7）	自杀（58.0）
	3	自杀（25.0）	跌倒（10.2）	跌倒（13.4）	跌倒（22.9）	自杀（36.6）	道路交通伤害（48.3）
	4	溺水（8.4）	溺水（4.4）	溺水（5.7）	溺水（8.3）	溺水（11.8）	溺水（23.4）
	5	中毒（5.6）	中毒（3.2）	中毒（4.2）	中毒（6.1）	中毒（8.2）	火灾（12.5）
	6	火灾（2.9）	他杀（0.9）	火灾（1.2）	火灾（2.3）	火灾（4.1）	中毒（12.4）
	7	他杀（1.1）	火灾（0.8）	他杀（1.0）	他杀（1.4）	他杀（1.8）	他杀（0.6）
2019 年	1	跌倒（39.2）	道路交通伤害（25.1）	道路交通伤害（27.6）	道路交通伤害（31.9）	跌倒（46.1）	跌倒（198.3）
	2	道路交通伤害（30.6）	自杀（12.6）	自杀（16.0）	自杀（24.4）	道路交通伤害（34.8）	自杀（52.7）

续表

年份	顺位	伤害死因（死亡率）					
		合计	60~64 岁	65~69 岁	70~74 岁	75~79 岁	≥80 岁
2019 年	3	自杀（22.9）	跌倒（9.3）	跌倒（12.5）	跌倒（22.5）	自杀（33.3）	道路交通伤害（45.6）
	4	溺水（7.7）	溺水（3.8）	溺水（4.9）	溺水（7.7）	溺水（10.9）	溺水（21.4）
	5	中毒（4.9）	中毒（2.7）	中毒（3.5）	中毒（5.3）	中毒（7.1）	火灾（12.0）
	6	火灾（2.8）	他杀（0.8）	火灾（1.1）	火灾（2.1）	火灾（3.8）	中毒（11.0）
	7	他杀（0.9）	火灾（0.7）	他杀（0.9）	他杀（1.2）	他杀（1.5）	他杀（0.6）

（二）跌倒

2019 年，中国老年人群跌倒死亡率为 39.2/10 万，其中男性跌倒死亡率为 39.3/10 万，女性为 39.1/10 万。不同年龄组中，年龄越大的老年人群跌倒死亡率越高。

与 2015 年相比，中国老年人群跌倒死亡率略微升高，见表 7-2。

表 7-2 2015 年和 2019 年中国老年人群跌倒死亡率

单位：1/10 万

年份	合计	年龄组 / 岁					性别	
		60~64	65~69	70~74	75~79	≥80	男性	女性
2015 年	38.3	10.2	13.4	22.9	46.7	196.0	39.1	37.7
2019 年	39.2	9.3	12.5	22.5	46.1	198.3	39.3	39.1

（三）道路交通伤害

2019 年，中国老年人群道路交通伤害死亡率为 30.6/10 万，其中男性道路交通伤害死亡率为 43.3/10 万，女性为 19.3/10 万，男性高于女性；不同年龄组中，年龄越大的老年人群道路交通伤害死亡率越高。

与 2015 年相比，中国老年人群道路交通伤害死亡率有所降低，见表 7-3。

表 7-3 2015 年和 2019 年中国老年人群道路交通伤害死亡率

单位：1/10 万

年份	合计	年龄组 / 岁					性别	
		60~64	65~69	70~74	75~79	≥80	男性	女性
2015 年	34.2	29.5	31.9	34.0	37.7	48.4	49.0	20.8
2019 年	30.6	25.1	27.6	31.9	34.8	45.6	43.3	19.3

（四）自杀

2019 年，中国老年人群自杀死亡率为 23.1/10 万，其中男性自杀死亡率为 28.9/10 万，女性为 18.4/10 万,男性自杀死亡率高于女性。不同年龄组中,年龄越大的老年人群自杀死亡率越高。

与 2015 年相比,中国老年人群自杀死亡率有所降低,见表 7-4。

表 7-4 2015 年和 2019 年中国老年人群自杀死亡率

单位:1/10 万

年份	合计	年龄组 / 岁					性别	
		60~64	65~69	70~74	75~79	≥80	男性	女性
2015 年	25.7	14.5	18.4	26.6	36.6	58.0	32.2	20.4
2019 年	23.1	12.6	16.0	24.4	33.3	52.7	28.9	18.4

二、伤害发生状况

(一)总体情况

2019 年,全国伤害监测系统数据显示 60 岁及以上老年人群因伤害在门急诊就诊的病例数占所有伤害门急诊就诊病例数的比例为 14.9%,其中男性为 12.0%,女性为 19.0%,女性高于男性;城市为 13.7%,农村为 18.6%,农村高于城市;东部地区为 14.1%,中部地区为 18.6%,西部地区为 13.9%,中部地区依次高于东、西部地区。

2019 年,全国伤害监测系统数据显示 60 岁及以上老年人群因伤害所致门急诊就诊病例数量最多的原因为跌倒,由跌倒所致的门急诊就诊病例数量占老年人群全部伤害门急诊就诊病例数的比例为 52.3%,其次为道路交通伤害,为 17.8%。不同年龄组中,年龄越大的老年人群中由跌倒所致门急诊就诊病例占比越高。不同年龄组中,年龄越大的老年人群中由道路交通伤害所致门急诊就诊病例占比越低(图 7-1)。

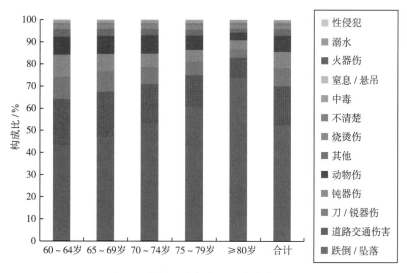

图 7-1 2019 年不同年龄组老年人不同伤害类型门急诊就诊构成

2015 年至 2019 年,全国伤害监测系统数据显示 60 岁及以上老年人群因跌倒在门急诊就诊的病例数占所有伤害门急诊就诊病例数的比例变化平稳,不同年龄组老年人的伤害类型构成无明显变化,占比最多的伤害类型为跌倒,其次为道路交通伤害。与 2015 年结果相比,老年人因跌倒、钝器伤、动物伤、中毒、窒息 / 悬吊在门急诊就诊的病例数占所有伤害门急诊就诊病例数的比例略有上升,因道路交通伤害、刀 / 锐器伤、动物伤、烧烫伤等就诊的病例占比略有下降,因溺水等就诊的病例占比无变化(图 7-2)。

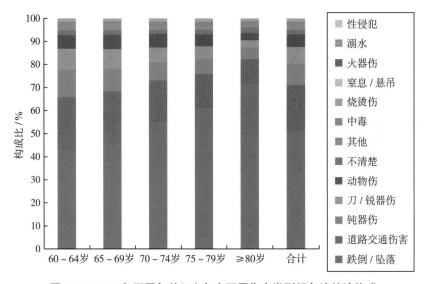

图 7-2　2015 年不同年龄组老年人不同伤害类型门急诊就诊构成

(二)跌倒

2019 年,全国伤害监测系统数据显示 60 岁及以上老年人群因跌倒在门急诊就诊的病例数占所有伤害门急诊就诊病例数的比例为 52.3%,其中男性为 45.6%,女性为 58.5%,女性高于男性;城市为 52.2%,农村为 52.7%,城乡差别不大;东部地区为 49.3%,中部地区为 56.5%,西部地区为 56.1%,中、西部地区均高于东部地区。随着年龄增加,因跌倒在门急诊就诊的比例增加。

2015—2019 年,全国伤害监测系统数据显示老年人群因跌倒在门急诊就诊的病例数占所有伤害门急诊就诊病例数的比例无明显变化。与 2015 年发布数据相比,老年人因跌倒在门急诊就诊的病例数占所有伤害门急诊就诊病例数的比例上升 0.6 个百分点,其中男性上升 0.8 个百分点,女性保持不变;城市上升 0.1 个百分点,农村上升 1.5 个百分点;东部下降 0.8 个百分点,中部上升 0.7 个百分点,西部上升 2.8 个百分点,见表 7-5 和图 7-3。

(三)道路交通伤害

2019 年,全国伤害监测系统数据显示老年人群因道路交通伤害在门急诊就诊病例数占所有伤害门急诊就诊病例数的比例为 17.8%,其中男性为 20.9%,女性为 14.9%,男性高于女性;城市为 16.1%,农村为 21.7%,农村高于城市;东部地区为 17.8%,中部地区为 20.2%,西部地区为 15.1%,中部地区依次高于东、西部地区。

表 7-5　2015 年和 2019 年老年人群因跌倒在门急诊就诊
病例数占所有伤害门急诊就诊病例数比例

单位:%

年龄/岁		2015 年						2019 年					
		合计	城乡		地区			合计	城乡		地区		
			城市	农村	东部	中部	西部		城市	农村	东部	中部	西部
合计	小计	51.7	52.1	51.2	50.1	55.8	53.3	52.3	52.2	52.7	49.3	56.5	56.1
	60~64	43.0	42.9	43.1	41.8	46.3	44.1	43.3	42.8	44.5	40.8	45.9	48.0
	65~69	45.6	45.8	45.5	43.9	48.1	49.1	46.8	46.4	47.9	44.0	50.1	51.2
	70~74	55.1	54.0	56.5	52.6	61.7	56.1	53.3	52.8	54.3	49.8	59.1	55.5
	75~79	61.3	61.6	60.8	60.0	67.6	60.2	60.9	61.0	60.5	57.4	66.0	63.4
	≥80	71.9	71.7	72.4	70.7	77.1	71.9	73.8	73.7	74.0	71.7	77.9	75.0
男性	小计	44.8	45.0	44.6	42.9	49.0	47.0	45.6	45.1	46.7	42.6	49.0	49.9
	60~64	37.3	36.8	37.8	35.8	40.5	39.1	37.6	36.8	39.4	35.1	39.2	42.8
	65~69	39.6	39.2	40.0	38.0	41.4	43.0	40.7	39.6	42.9	37.7	43.3	45.6
	70~74	48.3	46.0	50.6	45.3	55.9	49.5	46.8	46.0	48.4	44.0	51.9	48.1
	75~79	54.2	54.7	53.5	52.1	61.1	54.4	54.5	54.2	55.0	51.1	59.4	57.1
	≥80	66.6	67.3	65.3	64.9	72.7	66.3	69.5	69.4	69.9	66.8	73.4	71.8
女性	小计	58.5	58.5	58.5	57.0	63.1	59.4	58.5	58.3	58.8	55.2	63.9	61.6
	60~64	49.6	49.4	49.8	48.5	53.9	49.9	49.5	49.0	50.8	46.7	54.1	53.6
	65~69	51.8	51.8	51.8	49.7	55.7	55.2	52.7	52.5	53.2	49.7	57.2	56.4
	70~74	61.3	60.2	62.8	59.2	67.2	62.0	59.0	58.5	60.2	54.9	65.8	61.7
	75~79	67.1	66.8	67.6	66.1	73.0	65.5	65.7	65.8	65.4	62.3	70.8	68.0
	≥80	75.9	74.8	77.8	74.6	80.7	76.4	76.7	76.7	77.0	74.8	81.3	77.3

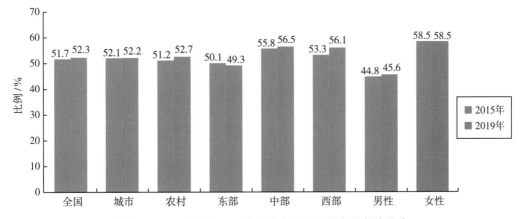

图 7-3　2015 年和 2019 年老年人群因跌倒在门急诊就诊
病例数占所有伤害门急诊就诊病例数比例

2015—2019 年，全国伤害监测系统数据显示老年人群因道路交通伤害在门急诊就诊病例数占所有伤害门急诊就诊病例数的比例无明显变化。与 2015 年发布数据相比，老年人群因道路交通伤害在门急诊就诊病例数占所有伤害门急诊就诊病例数的比例下降 1.6 个百分点，其中男性下降 1.9 个百分点，女性下降 1.2 个百分点；城市下降 1.4 个百分点，农村下降 0.3 个百分点；东部下降 0.9 个百分点，中部下降 3.2 个百分点，西部下降 3.1 个百分点，见表 7-6 和图 7-4。

表 7-6 2015 年和 2019 年老年人群因道路交通伤害在门急诊就诊
病例数占所有伤害门急诊就诊病例数比例

单位：%

年龄/岁		2015 年						2019 年					
		合计	城乡		地区			合计	城乡		地区		
			城市	农村	东部	中部	西部		城市	农村	东部	中部	西部
合计	小计	19.4	17.5	22.0	18.7	23.4	18.2	17.8	16.1	21.7	17.8	20.2	15.1
	60~64	23.0	20.4	26.3	22.2	27.9	21.5	20.7	18.9	25.3	20.5	24.7	17.5
	65~69	22.9	20.6	25.4	22.1	28.9	19.9	20.7	19.0	24.5	20.6	24.3	17.1
	70~74	18.1	17.8	18.4	17.4	19.9	18.4	17.7	16.2	21.0	17.7	19.8	15.7
	75~79	14.6	13.3	16.7	13.9	16.6	15.3	14.0	12.7	17.3	14.6	14.7	12.1
	≥80	10.3	9.8	11.2	10.0	12.0	10.0	9.2	8.3	11.7	9.4	9.1	8.6
男性	小计	22.8	20.8	25.3	22.0	27.1	21.5	20.9	19.1	24.8	20.6	23.9	18.4
	60~64	25.1	22.5	28.1	24.1	30.6	23.4	22.8	20.7	27.6	22.2	27.4	19.8
	65~69	25.6	23.7	27.4	24.1	31.8	24.2	23.8	22.3	27.0	23.4	27.8	20.3
	70~74	22.6	22.8	22.3	22.2	24.2	22.2	21.6	20.1	24.5	20.7	24.3	20.5
	75~79	18.9	16.7	21.8	18.3	21.2	18.6	17.6	16.2	20.6	18.4	17.9	15.6
	≥80	14.3	13.0	16.4	14.4	15.3	13.1	11.3	10.2	14.6	11.5	11.4	10.7
女性	小计	16.1	14.5	18.3	15.6	19.3	15.0	14.9	13.5	18.6	15.4	16.6	12.1
	60~64	20.6	18.2	23.9	20.1	24.3	19.3	18.5	17.0	22.5	18.8	21.4	14.9
	65~69	20.1	17.8	22.9	20.0	25.5	15.7	17.7	16.0	21.9	18.0	20.6	14.1
	70~74	14.0	13.8	14.3	13.1	15.8	15.0	14.4	12.9	17.6	15.0	15.6	11.7
	75~79	11.2	10.8	11.9	10.4	12.7	12.3	11.3	10.2	14.4	11.8	12.3	9.6
	≥80	7.4	7.5	7.3	7.0	9.3	7.5	7.7	7.0	9.7	8.0	7.5	7.1

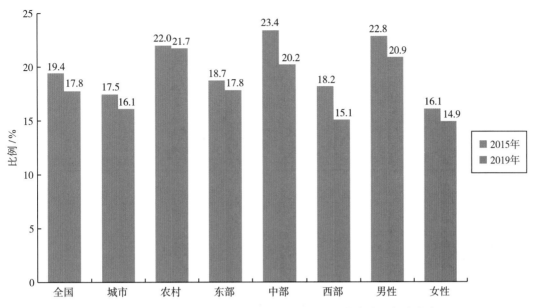

图 7-4　2015 年和 2019 年老年人群因道路交通伤害在门急诊就诊
病例数占所有伤害门急诊就诊病例数比例

第八章

主要发现与建议

一、主要发现

（一）老年人群总体健康状况持续向好，期望寿命增加，慢性病疾病负担较重，慢性病为老年人群主要死亡原因

随着经济水平的不断发展以及卫生服务体系和能力的不断提高，中国老年人群健康持续改善，与1990年相比，30年多来中国60岁老年人的期望寿命提高了4.0岁，达到全球平均水平。

慢性病是老年人群主要死因，2019年中国老年人群慢性病死亡占总死亡的93.9%，心脑血管疾病（脑卒中、缺血性心脏病）、恶性肿瘤（前五位分别是肺癌、胃癌、食管癌、结直肠癌和肝癌）和慢性呼吸系统疾病为主要死因。标化处理后，除缺血性心脏病、肺癌、结直肠癌、阿尔茨海默病等少数疾病标化死亡率略有上升外，多数慢性病标化死亡率呈下降趋势。

脑卒中、缺血性心脏病、慢阻肺、肺癌和胃癌是导致中国老年人群伤残调整生命年的最主要的疾病，也是导致中国老年人群早死所致的寿命损失年的前五位死因，严重影响期望寿命的增长。听力损失、脑卒中、下背痛、慢阻肺、失明及视力损失是影响中国老年人群生命质量的最重要疾病，制约了健康期望寿命的提高。

综上可见慢性病是影响中国老年人群健康的最主要原因，预防和控制慢性病，是改善老年人群健康、降低疾病负担的关键。

（二）老年人群高血压、糖尿病和血脂异常患病率仍在上升，农村增幅较大，患病知晓率、治疗率提升缓慢，控制效果欠佳

2018年中国超过1/2（59.2%）的老年人患有高血压，近1/4（24.6%）的老年人患有糖尿病，总血脂异常患病率达到42.0%。与2013年监测结果相比，高血压和糖尿病患病率均呈上升趋势，农村增幅高于城市，城乡差距缩小。1/2左右老年人知道自己患有高血压或糖尿病，尽管大多数已经明确诊断的高血压或糖尿病患者进行了治疗，但是控制效果欠佳（高血压治疗控制率为30.8%，糖尿病治疗控制率为30.6%），尤其是农村地区。与2013年相比，高血压患病知晓率、治疗率、控制率和治疗控制率均略有上升，其中农村患病知晓率和治疗率

增幅高于城市,但控制率和治疗控制率增幅低于城市;糖尿病患病知晓率略有上升,治疗率基本持平,控制率下降(控制率下降 2.3 个百分点,治疗控制率下降 7.4 个百分点)。

(三)老年人群心脑血管疾病急性事件凸显,高龄老年人群尤为突出,急性心肌梗死和脑卒中性别、城乡、地区分布特点有所不同

2019 年中国老年人群急性心肌梗死事件发生率为 431.8/10 万,其中 80 岁及以上年龄组最高,明显高于其他年龄组;男性(484.2/10 万)明显高于女性(386.7/10 万)。城市略高于农村,但男性的城乡差异约为女性城乡差异的 9 倍。从地区来看,老年人群急性心肌梗死事件发生率从高至低依次为中部、东部和西部。

脑卒中急性事件发生率为 2 249.7/10 万,其中 80 岁及以上年龄组最高,明显高于其他年龄组;男性明显(2 478.6/10 万)高于女性(2 032.8/10 万)。农村高于城市。从地区来看,老年人群脑卒中急性事件发生率从高至低依次为东部、中部和西部。

(四)老年人群恶性肿瘤发病率高,男性高于女性,城市与农村地区存在差异

2016 年,中国肿瘤登记地区 60 岁及以上人群总癌发病率 998.7/10 万,在 80~84 岁组达到高峰;男性(1 254.4/10 万)高于女性(757.3/10 万),均明显高于全人群。老年人群总癌发病率、女性各年龄组总癌发病率城市地区均高于农村;东、中、西部地区相比,老年人群总癌发病率、男性及女性发病率东部地区均最高,中部次之,西部最低。

中国肿瘤登记地区老年人群、老年男性发病率第一位的均是肺癌,其次是胃癌、结直肠癌、肝癌、食管癌;老年女性依次是肺癌、结直肠癌、乳腺癌、胃癌、肝癌;与全国所有年龄人群的分癌种发病排序相比均略有差异。不同地区各癌症发病率排序比较,中国城市肿瘤登记地区从高到低依次是肺癌、结直肠癌、胃癌、乳腺癌、肝癌;农村肿瘤登记地区依次是肺癌、胃癌、食管癌、肝癌、结直肠癌;城市地区 60 岁及以上人群肺癌、乳腺癌、结直肠癌发病率及男女发病率均高于农村,胃癌、肝癌、食管癌发病率及男女发病率均低于农村;不同癌症农村地区年龄别发病率变化与城市基本一致。不同癌症在不同性别、不同地区发病水平有所差异。

(五)慢阻肺、骨质疏松症等其他慢性病及慢性病多病共存状况不容忽视,患病知晓率、检测率尚待提高

中国老年人群慢性病多病共存比较普遍,近 1/2(49.4%)老年人患 2 种及以上慢性病,超过 1/5(22.8%)的老年人患 3 种及以上慢性病。多病共存患病率女性高于男性,城市高于农村。

中国老年人群约 1/4(24.8%)患有慢阻肺,骨质疏松症患病率达 27.4%,约 1/5(20.1%)老年人患有慢性肾病,约 1/10(10.6%)老年人患有贫血。值得注意的是,随着年龄增长,老年人群神经退行性疾病如阿尔茨海默病及帕金森病的患病率也在上升,严重影响老年人群的生活质量。

然而,相关疾病的患病知晓率和检测率低,导致绝大多数患者无从知晓自身患病情况,

无法早期发现和及时治疗。如老年人群慢阻肺和骨质疏松症的患病知晓率分别仅为 1.1% 和 6.8%,肺功能检查率和骨密度检测率均仅为 4.8% 和 3.5%。

(六)老年人群慢性病危险因素普遍存在,农村地区更需引起关注

中国老年人群中,蔬菜水果摄入不足比例过半(51.1%),1/4 以上(28.7%)老年人红肉摄入过多,约 2/5 的男性现在每天吸烟(41.6%)或近 30 天饮酒(39.3%),近 1/4(23.1%)老年人身体活动不足,经常锻炼率较低(仅为 13.1%)。虽然与 2013 年相比,蔬菜水果摄入不足率下降,但红肉摄入过各的比例、饮酒率、现在吸烟率和身体活动不足率仍在上升或居高不下。随着生活水平的提高和行为生活方式的改变,农村地区慢性病危险因素比城市上升幅度大:2018 年,农村老年人群现在吸烟率、现在每日吸烟率和二手烟暴露率等均高于城市约 5 个百分点,而戒烟率和成功戒烟率均低于城市约 8 个百分点;农村地区饮酒的老年人日均饮酒量(34.3g)高于城市(25.3g);与 2013 年相比,农村老年人群饮酒率上升 2.2 个百分点,有害饮酒率上升幅度更大(4.1 个百分点),红肉摄入过多比例上升 4.4 个百分点。

超重和肥胖是慢性病的重要危险因素,中国老年人群超重与肥胖人数过半(超重率为 36.6%,肥胖率为 13.6%),中心型肥胖比例超过 2/5(41.5%)。与 2013 年相比,超重率上升了 3.9 个百分点,肥胖率基本持平,中心型肥胖率上升 3.8 个百分点。此外,老年人群低体重率也不容忽视,随年龄上升而明显上升,80 岁及以上年龄组低体重率达到 8.1%。

(七)老年人群功能障碍的流行率较高,失能问题不容忽视

老年人群功能障碍的流行率较高。2015 年,中国老年人群总体 ADL 失能率为 19.4%,80 岁及以上老年人达到 45.7%。女性是男性的 2 倍,农村地区是城市地区的 3.5 倍,西部地区是东部地区的 3.1 倍。

老年人听力损失现患率高达 69.8%,随年龄增加总体听力损失现患率以及中度及以上程度的听力损失现患率均逐步上升。中国老年人群平均每日睡眠时间为 7.3 小时,睡眠障碍流行率高达 68.2%,与全人群相比,老年人群平均每日睡眠时间少,睡眠障碍率高。此外,超过 1/10(12.4%)老年人群自报有便秘情况。同时,老年人群抑郁症状流行率也超过 1/10(12.0%),女性(14.3%)高于男性(9.5%),随年龄增加而上升。与 2005 年相比,2015 年老年人群无牙颌率明显下降,从 6.8% 下降到 4.5%。同时,老年人群存留牙数明显上升,平均存留牙数增加了 1.5 颗。

(八)老年人群口腔卫生行为有所改善,但牙周健康状况普遍较差且近年来有恶化趋势,义齿修复情况不佳

从 2005 年到 2015 年的 10 年间,随着经济社会的快速发展和口腔健康教育的逐步推进,中国老年人群口腔卫生行为有所改善,能够每天刷牙的人数比例和能够做到每天早晚刷牙的人数比例均有所增加,更多老年人使用含氟牙膏刷牙。尽管牙线使用、牙周洁治(洗牙)在老年人中还不普遍,但部分老年人已经开始使用牙线清洁牙齿,定期进行牙周洁治以促进口腔健康。

老年人群牙周健康状况普遍较差,近年来有进一步恶化趋势。调查结果显示,不足一成

（9.3%）的老年人牙周健康。牙龈出血、牙石、牙周袋、牙周附着丧失等状况在老年人群中广泛存在。并且，从 2005 年至 2015 年，老年人群牙周健康率进一步降低，牙龈出血、牙石、有6mm 及以上牙周袋、牙周附着丧失的检出率均有所上升。

此外，虽然老年人群存留牙数有所增加，但义齿修复情况不容乐观，接近 1/2（47.7%）的老年人口中有缺失牙未进行修复。

（九）跌倒是中国老年人伤害致死首位原因

全国死因监测系统数据显示，2019 年中国老年人群伤害主要死因为跌倒，其中男性死亡率高于女性。老年人群伤害致死的前三位原因依次为跌倒、道路交通伤害和自杀，其中跌倒导致的死亡率在 75 岁及以上人群中更高，位居伤害致死的首要原因。与 2015 年相比，60 岁及以上老年人跌倒死亡率有所上升。全国伤害监测系统数据显示，老年人由跌倒所致门急诊就诊的病例占所有伤害门急诊就诊病例比例最大，提示中国 60 岁及以上人群伤害发生的主要原因是跌倒，且随年龄增加由跌倒所致门急诊就诊的病例比例升高。不同性别、城乡、东中西部地区由跌倒所致门急诊就诊病例的比例也存在差异，提示中部和西部地区老年女性可能是跌倒高危人群。

二、建议

积极应对人口老龄化已成为我国新时代重要国家战略。健康老龄化作为应对人口老龄化战略和健康中国行动重要组成部分，受到国家高度重视。2019 年 7 月国务院印发的《国务院关于实施健康中国行动的意见》中，"老年健康促进行动"作为 15 个重大专项行动之一，将"健康老龄化"落实到行动层面。同年 10 月，国家卫健委等部门联合发布《关于建立完善老年健康服务体系的指导意见》，提出"着力构建包括健康教育、预防保健、疾病诊治、康复护理、长期照护、安宁疗护的综合连续、覆盖城乡的老年健康服务体系"，成为我国首部建设老年健康服务体系的指导性文件。2021 年 11 月，《中共中央　国务院关于加强新时代老龄工作的意见》进一步推动实施积极应对人口老龄化国家战略。我国老年健康领域发展日新月异，在此背景下，基于目前老年健康问题和现状，本报告提出以下几方面建议。

（一）坚持政府主导和部门协作，进一步完善和落实老年健康相关政策，推进老年健康服务体系建设，创建老年友好环境，加大老年健康相关政府投入

贯彻落实积极应对人口老龄化国家战略，将健康老龄化融入所有政策之中。发挥政府主导作用，加强政府部门间合作，协调卫生、民政、医保、科技、体育、环境、住房、市场监管等部门紧密配合，共同施策。优化社会经济资源配置，推动老年健康服务领域的基本公共服务均等化，逐步缩小老年健康领域的城乡差异和区域差异，促进老年健康公平。根据老年人健康需求，建立整合、连续的老年健康服务体系，探索构建老年人失能照护体系。创建老年友好社会环境，促进政策制定与社会环境形成双向支撑，增强老年人与社会环境间的良性互动，将建设年龄友好的健康老龄化环境与促进老年人更好的功能发挥紧密结合，充分助力老年人功能发挥。加大老年健康相关政府投入，大力加强老年健康人才培养和基层卫生服务

机构专业技术人员继续教育,提高老年相关疾病防控能力,尤其要强化对农村地区、西部地区老年健康工作的投入和人才队伍建设。持续更新老年健康前沿理念,进一步凸显健康老龄化内涵的核心理念和基本特征,借鉴和吸收国际健康老龄化前沿理论,立足全人群和全生命周期,不断完善健康老龄化战略的顶层设计和相关配套政策,多措并举,提升健康老龄化水平。

(二)以基本公共卫生服务慢性病管理和老年健康管理服务为抓手,加强老年常见慢性病和重点疾病综合管理

加强老年人健康管理是应对人口老龄化和慢性病严峻形势的重要措施,我国在基本公共卫生服务项目中纳入了高血压、糖尿病和老年健康管理服务,为社区老年人慢性病管理打下了广泛基础。目前,全国代表性抽样调查的结果显示,慢性病知晓率、治疗率和控制率提升缓慢,控制效果有待改善。以基本公共卫生服务(包括慢性病管理和老年人健康管理服务)为抓手,以家庭医生签约服务为契机,切实将老年人健康管理落到实处,解决老年健康管理效果欠佳的问题。加强老年人群常见慢性病和重点疾病的早期筛查、干预及分类指导,提高老年人群高血压、糖尿病、血脂异常、慢阻肺、骨质疏松症等常见疾病知晓率、治疗率、控制率和检测率。重视老年人综合评估和综合诊治、管理,探索老年人多病共治共管的综合干预模式,制订共病管理实践指南,推进规范化共病管理,提升老年人慢性病管理和健康管理质量。充分利用信息化和新技术手段,协助基层老年健康管理人员的决策,促进质量提升,促进老年人进行健康自我管理,确保更加有效、便捷、低成本和可持续地开展老年人健康管理工作。

(三)广泛开展健康教育和健康促进,提升老年人群健康素养水平,促使老年人树立科学老龄观,形成并维持健康的行为生活方式

整合资源,完善健康教育科普专家库和资源库,建立权威、规范化的老年健康教育科普平台。制订符合不同老年人群特点的健康宣传工具包,做好老年人健康知识传播。广泛开展老年健康知识宣传和教育,促进老年人健康素养水平提升。加强农村地区、文化水平相对较低人群的健康教育和健康促进。利用多种方式和媒体媒介,面向老年人及其照护者广泛传播营养膳食、运动健身、心理健康、伤害预防、疾病预防、合理用药、康复护理、生命教育等科普知识。针对老年人普遍存在的蔬菜水果摄入不足、身体活动不足、肥胖,以及吸烟、饮酒等在男性人群中较为突出的健康危险因素,开展有针对性的健康指导,倡导改变不良生活方式。积极宣传《老年健康核心信息》《预防老年跌倒健康教育核心信息》《老年失能预防核心信息》和《阿尔茨海默病预防与干预核心信息》等与老年健康密切相关的核心健康知识以及老年健康服务政策,促使老年人正确认识健康和衰老,树立科学老龄观,掌握老年常见疾病和重点疾病核心信息,引导老年人形成科学的预防保健和诊疗行为。

(四)重视老年人常见身体功能障碍和心理问题的筛查与早期干预,预防老年人失能

为提高老年人健康水平,积极促进《国务院关于实施健康中国行动的意见》中提出的到

2030 年使 65~74 岁老年人失能发生率有所下降的目标得到落实,在针对重大慢性病开展科学防控、预防和延缓失能的同时,还应重点关注影响老年人身体功能发挥和生活质量的重要问题,包括运动能力、营养、视力、听力、认知能力、心理能力和口腔健康等老年人内在能力的关键领域。充分提高维护老年人对身体功能的科学认知,重视老年人常见身体功能障碍和心理问题的筛查与早期干预,改善老年人身体功能状况;开展老年人心理关爱,促进老年人的社会参与;为身体功能下降的老年人提供社会关怀和支持。

(五)关注老年人群口腔健康,提高卫生服务可及性

在基本公共卫生服务 "老年人群健康管理" 模块中,增加老年人口腔保健内容,每年至少为老年人进行 1 次口腔健康检查,有条件的地区,可以为老年人提供 1 次牙周洁治(洗牙)。

老年人牙齿缺失直接影响营养吸收功能,从而影响身体健康。倡导各地政府积极探讨老年人义齿修复的政策保障措施和筹资机制,对贫困老人给予一定经济补贴,使失牙老人能够及时进行义齿修复。

(六)重视老年人群伤害预防,加强老年人跌倒防控工作

建立国家和区域多部门合作协调机制,积极落实《健康中国行动(2019—2030 年)》第十项 "老年健康促进行动" 中关于开展预防老年人跌倒等干预和健康指导的要求,通过建设协作单位组织网络,将老年跌倒相关组织和团体紧密联合起来,共同推动老年跌倒防控工作,适时出台国家级跌倒预防行动计划。大力推广老年友好环境建设,逐步完善无障碍公共环境和设施的建设,全面推进居家环境适老化改造,为减少老年跌倒造成的疾病和经济负担创建全社会支持性环境。开展老年人跌倒风险个体或群体诊断,实施跌倒防控重点人群综合干预。同时继续开展老年人跌倒流行特征、危险因素、诊疗结局及医疗费用等研究,为制定科学合理的老年跌倒防控相关政策提供坚实的数据支持。

(七)加强老年健康科学研究,完善老年健康监测与评估

完善我国老年健康核心指标体系,开展健康老龄化监测和评估。在老年人群中开展定期调查,获得中国老年人群健康状况持续的、权威的数据,为掌握老年人群的健康状况、开展健康促进和疾病防控效果评估以及制定防治政策提供科学依据。针对健康老龄化的模式、健康决定因素、干预措施、成本效益等开展跨学科、跨领域的研究。支持老年健康相关预防、诊断、治疗技术和产品研发,加强老年健康科研成果转化和适宜技术推广。逐步完善全国老年健康信息管理系统,促进各类健康数据的汇集和融合,整合信息资源,实现信息共享,以信息化推动老年健康服务和老年健康研究领域的快速持续发展。

附录

数据来源与指标定义

一、数据来源

本报告以慢病中心近年来监测或调查的最新数据(不包括港澳台地区)为基础开展分析工作。主要数据来源包括 2019 年全国死因监测,2019 年中国分省疾病负担研究,2018 年中国慢性病及危险因素监测,2014—2015 年中国居民慢性阻塞性肺疾病监测,2018 年中国骨质疏松症流行病学调查,2015—2021 年老年期重点疾病预防和干预项目,2015—2016 年第四次全国口腔健康流行病学调查,2015 年和 2019 年全国伤害监测,2019 年中国居民心脑血管事件报告,2019 年中国肿瘤登记年报等。具体内容和指标的数据来源,见附表 1。

附表 1　不同内容和指标的数据来源

内容和指标	数据来源
死亡及疾病负担状况	
死亡	2019 年全国死因监测
疾病负担	2019 年全国死因监测和 2019 年中国分省疾病负担研究
主要慢性病发病及患病状况	
高血压	2018 年中国慢性病及危险因素监测
糖尿病	2018 年中国慢性病及危险因素监测
血脂异常	2018 年中国慢性病及危险因素监测
心脑血管疾病	2019 年中国居民心脑血管事件报告
慢性阻塞性肺疾病	2014—2015 年中国居民慢性阻塞性肺疾病监测
恶性肿瘤	2019 年中国肿瘤登记年报
骨质疏松症	2018 年中国骨质疏松症流行病学调查
神经及精神疾病	2015—2021 年老年期重点疾病预防和干预项目
慢性肾病	2018 年中国慢性病及危险因素监测
贫血	2018 年中国慢性病及危险因素监测
慢性病多病共存	2018 年中国慢性病及危险因素监测

内容和指标	数据来源
慢性病主要危险因素流行状况	
膳食	2018 年中国慢性病及危险因素监测
身体活动	2018 年中国慢性病及危险因素监测
吸烟	2018 年中国慢性病及危险因素监测
饮酒	2018 年中国慢性病及危险因素监测
体重	2018 年中国慢性病及危险因素监测
功能障碍状况	
失能情况	2015—2021 年老年期重点疾病预防和干预项目
睡眠状况	2018 年中国慢性病及危险因素监测
抑郁症状	2015—2021 年老年期重点疾病预防和干预项目
听力状况	2015—2021 年老年期重点疾病预防和干预项目
牙齿留存状况	2015—2016 年第四次全国口腔健康流行病学调查
自报便秘情况	2015—2021 年老年期重点疾病预防和干预项目
口腔健康状况	
患龋状况	2015—2016 年第四次全国口腔健康流行病学调查
牙周健康状况	2015—2016 年第四次全国口腔健康流行病学调查
口腔黏膜情况	2015—2016 年第四次全国口腔健康流行病学调查
义齿修复情况	2015—2016 年第四次全国口腔健康流行病学调查
口腔卫生行为	2015—2016 年第四次全国口腔健康流行病学调查
伤害状况	
伤害死亡情况	2015 年和 2019 年全国伤害监测、2019 年全国死因监测和 2019 年中国分省疾病负担研究
伤害发生情况	2015 年和 2019 年全国伤害监测

各项监测（调查）的基本情况如下。

（一）全国死因监测和中国分省疾病负担研究

死因数据来源于两个方面：一是 2019 年全国死因监测结果，二是 2019 年中国分省疾病负担研究结果。

2013 年，国家卫生计生委牵头将原卫生部死因统计系统、全国疾病监测系统等死因报告系统进行整合和扩点，建立了具有省级代表性的全国死因监测系统。整合后，监测点数 605 个，监测人口超过 3 亿，覆盖全国人口的 24%。全国死因监测系统具有良好的省级代表性，为产出分省死亡水平、死因模式和期望寿命等健康相关指标奠定了基础。本报告中主要慢性病死因谱来自 2019 年全国死因监测结果。

中国分省疾病负担研究为全球疾病负担研究的一部分,利用了全国疾病监测系统、中国妇幼卫生监测系统、中国恶性肿瘤登记数据、中国疾病预防控制中心网络直报数据的死因数据,系统回顾了1950—2019年间中国各省份发表和未发表的全死因数据源。在整个全球疾病负担研究过程中,利用包括高斯过程回归在内的不同估计方法汇总不同来源数据,将不同来源数据汇总成最终估计值。

(二)中国慢性病及危险因素监测

2018年中国慢性病及危险因素监测在全国31个省(自治区、直辖市)的298个监测县(区)和新疆生产建设兵团的4个师(以下简称"监测点")开展。调查对象为18岁及以上常住居民,调查采用多阶段整群随机抽样方法,实际调查187 301人,有效样本量为184 509人。本报告纳入60岁及以上人群74 426人进行分析,其中男性、女性样本量分别为35 291人和39 135人;城市、农村的样本量分别为31 400人和43 026人;东、中、西部地区样本量分别为29 498人、22 223人和22 705人。调查包括询问调查、身体测量和实验室检测3个部分。询问调查由经过统一培训的调查员以面对面的方式,收集调查对象的基本信息,社区和家庭状况,吸烟、饮酒、身体活动和饮食等状况,慢性病的筛查、患病、知晓和控制等情况。身体测量采用集中测量的方式,测量调查对象的身高、体重、腰围、血压和心率。实验室检测包括血糖、血脂、血红蛋白、糖化血红蛋白、血尿酸、血肌酐、白蛋白、总白蛋白、尿肌酐、尿微量白蛋白、尿钠和尿钾等指标。采用复杂加权数据分析方法,并采用2010年全国第六次人口普查的标准人口校正样本和总体年龄、性别、城乡分布上的偏差,使样本指标估计总体更科学和准确。

(三)中国居民慢性阻塞性肺疾病监测

2014—2015年中国居民慢性阻塞性肺疾病(简称"慢阻肺")监测覆盖31个省(自治区、直辖市)的125个监测县(区),采用多阶段分层整群随机抽样方法抽取40岁及以上中国籍常住居民作为调查对象,实际调查40岁及以上居民75 107人,其中60岁及以上老年人27 073人。本报告纳入60岁及以上人群27 073人进行分析,其中男性和女性样本量分别为14 328人和12 745人;城市、农村的样本量分别为13 184人和13 889人;东、中、西部地区样本量分别为10 419人、7 874人和8 780人。通过现场询问调查、身体测量、支气管舒张试验前后肺功能检查等,调查了解我国40岁及以上居民和60岁及以上老年人的慢阻肺患病水平、危险因素暴露水平、肺功能检查状况、慢阻肺患病知晓水平等信息。全程应用慢病中心开发的"中国居民慢性阻塞性肺疾病监测信息收集与管理系统"进行数据信息的采集、审核、反馈、质控以及进度管理等。调查采用统一的肺功能仪进行肺功能检查。以支气管舒张试验后肺功能测试中,第1秒用力呼气容积(forced expiratory volume in one second,FEV_1)最佳值与用力肺活量(forced vital capacity,FVC)最佳值之比小于0.7作为慢阻肺诊断标准。舒张试验后肺功能测试存在气流受限的调查对象需做胸部正位X线检查。慢阻肺监测建立了国家、省和监测县(区)三级质量控制体系,在调查前准备阶段、调查期间与调查结束后数据审核清理和分析等各个环节实施严格质量控制。项目技术组两组人员平行核查、清洗原始数据后锁定分析数据库,并进一步完成数据的双人平行分析。以年龄、性别、城乡和地区（东、中、西部）为分层因素对率指标进行统计描述,并采用复杂抽样加权调整方法进行调整。

（四）中国骨质疏松症流行病学调查

2018 年中国骨质疏松症流行病学调查覆盖北京、山西、吉林、江苏、浙江、湖北、湖南、广东、四川、重庆和陕西 11 省（直辖市）44 个县区。调查对象为 20 岁及以上常住居民,其中,20~39 岁人群用于开展中国人群峰值骨量研究,40 岁及以上人群用于研究骨质疏松症流行情况。调查采用多阶段分层整群随机抽样,计划在全国调查 20 416 人,实际调查有效样本20 281 人。本报告纳入 60 岁及以上老年人 7 555 人进行分析,其中男性、女性样本量分别为 3 302 人和 4 253 人;城市、农村的样本量分别为 4 263 人和 3 292 人。本次调查包括问卷调查、骨密度测量、身体测量等内容,其中骨密度测量采用国际公认的骨密度测量"金标准"——双能 X 射线吸收法（dual energy X-ray absorptiometry, DXA）,进行腰椎正位（L_1~L_4和 L_2~L_4）、股骨颈、全髋骨密度测量。调查除对抽样、问卷询问等进行严格的质量控制外,在调查前、中、后对骨密度测量采取了多项质控措施,包括重复扫描本单位腰椎体模、控制波动范围、省级和国家级质控负责人双重评审等措施。为确保多中心测量仪器间的骨密度测量数据具有可比性,采用重复测量统一的欧洲腰椎体模（European Spine Phantom, ESP）并通过回归分析对所有参与流行病学调查的仪器进行横向校准。本报告选取 60 岁及以上老年人数据进行分析,采用复杂抽样加权调整方法调整。在计算骨密度 T 值时,以此次调查获得的中国人群同性别峰值骨量及其标准差作为背景值进行计算。

（五）老年期重点疾病预防和干预项目

老年期重点疾病预防和干预项目是 2015 年启动的一项国家财政重大公共卫生专项,主要针对阿尔茨海默病（Alzheimer's disease, AD）和帕金森病（Parkinson's disease, PD）开展宣传、筛查、诊断、干预和管理,同时选择有代表性的社区老年人群开展基线调查以及追踪随访,以了解社区老年人死亡、常见疾病患病、失能失智、照料负担和需求的现状及发展趋势。2015—2018 年在 6 个省、自治区、直辖市（北京、上海、湖北、四川、云南、广西）完成首轮项目工作,2019—2021 年在辽宁、河南和广东 3 个省推广开展。2015 年首轮基线调查采用多阶段分层整群随机抽样方法共纳入 26 164 名 60 岁及以上社区老年人。基线调查内容包括问卷调查、身体测量和实验室检测 3 个部分。问卷调查内容包括调查对象的基本信息、行为生活方式、日常生活活动能力、主要慢性病相关信息、痴呆以及帕金森病筛查;身体测量指标包括身高、体重、腰围、血压和心率;实验室检测包括所有调查对象的空腹血糖和血脂四项、可疑痴呆和 1∶2 对照的 AD 相关的特征性血生化指标载脂蛋白 E（apolipoprotein E, ApoE）基因型及 β- 淀粉样蛋白（amyloid β-protein, Aβ）检测。2016 年、2017 年和 2018 年分别对基线调查人群开展追踪随访,随访内容包括死亡情况、日常生活活动能力、跌倒史、抑郁筛查、可疑 AD 和 PD 的临床检查及诊断。2019—2021 年第二轮基线调查采用多阶段分层整群随机抽样方法共纳入 12 369 名 60 岁及以上社区老年人。基线调查内容包括问卷调查、身体测量 2 个部分,其中问卷调查内容包括调查对象的基本信息、行为生活方式、日常生活活动能力、主要慢性病相关信息、抑郁症状筛查、跌倒发生情况、痴呆以及帕金森病筛查;身体测量指标包括身高、体重、腰围、血压和心率测量以及平衡能力测试。2020 年、2021 年分别对基线调查人群开展追踪随访,随访内容包括死亡情况、嗅觉相关病史及危险因素、听力相关病史及危险因素、听力筛查、可疑 AD 和 PD 的临床检查及诊断。

本报告纳入分析的阿尔茨海默病患病率、帕金森病患病率以及自报便秘患病率指标的样本量为 24 117 人,其中男性、女性分别为 10 722 人和 13 395 人;城市、农村分别为 12 950 人和 11 167 人。本报告纳入分析的抑郁症状流行率指标的样本量为 19 854 人,其中男性、女性分别为 8 711 人和 11 143 人;城市、农村分别为 10 698 人和 9 156 人。本报告纳入分析的听力损失现患率指标的样本量为 10 347 名,男性、女性样本量分别为 4 433 人和 5 914 人;城市、农村的样本量分别为 4 287 人和 6 060 人。每轮调查都实施严格的质量控制:调查前对方案和问卷进行多次专家论证,对调查员进行统一的培训,调查员考核合格后方可实施调查,采用统一标准的调查工具以及数据采集和管理平台;调查中随机抽取 5% 的问卷进行听录音复核。

所有率的计算采用复杂加权数据分析方法,并采用 2010 年全国第六次人口普查的标准人口校正样本和总体年龄、性别、城乡分布上的偏差,使样本指标估计总体更科学和准确。

(六)第四次全国口腔健康流行病学调查

2015—2016 年第四次全国口腔健康流行病学调查覆盖全国 31 个省份,调查对象包括 3~5 岁、12~15 岁、35~44 岁、55~64 岁和 65~74 岁抽样人群,总样本量为 172 425 人。本报告纳入 65~74 岁老年人 4 431 人。其中男、女性样本量分别为 2 222 人和 2 209 人;城市、农村的样本量分别为 2 247 人和 2 184 人。调查内容分为两部分,即口腔健康状况和口腔健康知识、态度和行为状况。口腔健康状况包括牙列状况、牙周状况、口腔黏膜状况、氟牙症状况和牙列缺损缺失及修复状况;口腔健康知识、态度和行为状况包括与口腔健康相关的生活习惯、喂养方式、口腔健康知识、态度和行为状况以及口腔卫生服务利用情况等。

(七)全国伤害监测

老年人群伤害情况数据来源于全国伤害监测。全国伤害监测系统是以医疗卫生机构为基础的伤害监测系统,收集在监测医疗卫生机构被诊断为伤害的病例信息,包括急诊室、其他门急诊及临床科室就诊后诊断为伤害的病例信息,不包括因同一次伤害在同一医疗卫生机构复诊的病例信息。该系统目前覆盖 36 个省、自治区、直辖市、计划单列市(不包括港澳台地区),包括 100 个监测点(县/区)、300 家监测医疗卫生机构。本报告 2019 年全国伤害监测纳入 60 岁及以上人群 124 288 人,其中男性、女性样本量分别为 51 577 人和 72 711 人,城市、农村的样本量分别为 87 531 人和 36 757 人,东、中、西部地区样本量分别为 65 854、29 476 和 28 958 人;2015 年全国伤害监测纳入 60 岁及以上人群 45 800 人,其中男性、女性样本量分别为 19 630 人和 26 170 人,城市、农村的样本量分别为 26 028 人和 19 772 人,东、中、西部地区样本量分别为 27 730、8 449 和 9 621 人。

(八)中国居民心脑血管事件报告

急性心肌梗死和脑卒中急性事件发生情况数据来源于 2019 年中国居民心脑血管事件

报告。该报告系统登记全国 31 个省（自治区、直辖市）100 个县（市、区）辖区内发生的急性心肌梗死和脑卒中急性事件（包括致死性和非致死性事件），辖区内各级各类医疗机构通过中国疾病预防控制中心"全民健康保障信息化疾病预防控制信息系统"实现登记报告。本报告中，急性心肌梗死事件纳入 60 岁及以上人群 39 811 人次，其中男性、女性样本量分别为 21 621 人次和 18 190 人次，城市、农村的样本量分别为 19 869 人次和 19 942 人次；脑卒中急性事件纳入 60 岁及以上人群 207 423 人次，其中男性、女性样本量分别为 111 184 人次和 96 239 人次，城市、农村的样本量分别为 95 651 人次和 111 772 人次。

（九）中国肿瘤登记年报

本报告中癌症发病数据来自 2019 年中国肿瘤登记年报。《2019 年中国肿瘤登记年报》是自 2008 年中国肿瘤登记年报首次出版以来的第 13 卷，汇总了 2016 年我国肿瘤登记地区癌症监测数据，数据收集时间截止到 2019 年 12 月 31 日，数据范围为 2016 年 1 月 1 日至 2016 年 12 月 31 日全年新发癌症发病和死亡个案数据（ICD-10 编码范围：C00~97，D32~33，D42~43，D45~47），以及各登记处 2016 年年中人口数据。2019 年肿瘤登记涉及全国 31 个省（自治区、直辖市）及新疆生产建设兵团的 682 个登记处，覆盖人口 476 692 113 人，其中城市登记处 250 个、农村登记处 432 个。《2019 年中国肿瘤登记年报》依据相关国际及国内标准进行纳入、排除和质量控制，最终纳入 487 个登记处数据，覆盖人口 381 565 422 人，占 2016 年年末全国人口数的 27.60%，其中城市地区登记处 200 个，占入选年报中国肿瘤登记地区人口数的 50.48%，农村登记处 287 个，占 49.52%。

二、指标定义

（一）死亡及疾病负担状况

1. 死亡率，性别、死因别死亡率

$$死亡率 = \frac{死亡数}{人口数} \times 100\ 000/10\ 万$$

在性别死亡率中，相应的死亡数分别为某性别死亡数，相应的人口数分别为某性别人口数。在死因别死亡率中，相应的死亡数为因某类死因死亡数，人口数与计算死亡率时的人口数相同。

2. 标化死亡率

利用同一人口年龄构成比（标准人口构成比）与实际年龄别死亡率计算出来的死亡率即标化死亡率。标化死亡率用于对两个或两个以上人口年龄结构存在差别的地区进行全人群死亡率的比较。

标化死亡率的计算步骤如下：①计算年龄组死亡率；②以各年龄组死亡率乘以相应的标准人口年龄构成比，得到相应的理论死亡率；③各年龄组的理论死亡率相加之和，即标化死亡率。计算公式如下：

$$标化死亡率 = \frac{\sum nP_x \cdot nM_x}{\sum nP_x}$$

式中,nP_x 是标准人口的年龄别人口数,nM_x 为待标化人口的年龄别死亡率,n 为各年龄组间距,x 为各年龄组起始年龄。

本次分析中,标化死亡率以 2010 年第六次人口普查的 60 岁及以上人口为标准人口进行计算。

3. 死因构成比及死因顺位 死因构成比即某类死因的死亡数占总死亡数的比例。

$$某类死因的死亡数占总死亡数的比例 = \frac{某类死因死亡数}{总死亡数} \times 100\%$$

死因顺位:按各种死因死亡数占总死亡数的比例由高到低排序。

4. 疾病负担相关指标

(1)伤残调整生命年(DALY):是指从发病到死亡所损失的全部健康寿命年,包括早死所致的寿命损失年和疾病所致伤残引起的健康寿命损失年两部分。

(2)早死所致的寿命损失年(YLL):某性别、某年龄组 YLL=$N \times L$。其中:N 为某年龄组、某性别由某种死因造成的死亡人数;L 为各年龄组的寿命损失值,即标准寿命表中该死亡年龄点所对应的期望寿命值。若需要计算全人群的 YLL,则将各性别、年龄组的 YLL 进行求和。

(3)疾病所致伤残引起的健康寿命损失年(YLD):某个疾病后遗症的 YLD= 该后遗症的患病人数 × 伤残权重。若需要计算全部 YLD,则针对每个疾病的各个后遗症独立计算,之后求和。

5. 死因分类

三大类疾病包括传染病、母婴疾病和营养缺乏性疾病,慢性非传染性疾病,伤害。

主要慢性病死因包括心脏病、脑血管疾病、恶性肿瘤、呼吸系统疾病、伤害、内分泌营养代谢疾病、消化系统疾病、神经系统疾病、泌尿生殖系统疾病、传染病、精神障碍、肌肉骨骼和结缔组织疾病、血液造血免疫疾病、先天异常和寄生虫病。

(二)主要慢性病发病及患病状况

1. **高血压** 《中国高血压防治指南(2018 年修订版)》成人高血压标准:在未使用抗高血压药物的情况下,收缩压≥140mmHg(18.7kPa)和 / 或舒张压≥90mmHg(12.0kPa)。血压共测量 3 次,两次间隔大于 1 分钟,以后两次测量结果的平均值作为最终血压测量结果。

(1)高血压患者:血压测量结果收缩压(SBP)≥140mmHg 和 / 或舒张压(DBP)≥90mmHg 以上者,或已被乡镇(社区)或以上级别医疗机构确诊为高血压且近 2 周服药者。

(2)高血压患病率:高血压患者在总人群中所占的比例。

(3)高血压患病知晓率:在高血压患者中,本次调查之前即知道自己患有高血压者(经乡镇卫生院 / 社区卫生服务中心或以上级别医疗机构医生诊断)所占的比例。

(4)高血压治疗率:在高血压患者中,近两周内服用降压药物者所占的比例。

(5)高血压控制率:在高血压患者中,通过治疗血压水平控制在 140/90mmHg 以下者所占的比例。

(6)高血压治疗控制率:两周内服用降压药物的高血压患者中,血压水平控制在 140/90mmHg 以下者所占的比例。

(7)血压检测率:指未诊断为高血压病者 3 个月内主动和被动测量过血压的比例。

2. **糖尿病**

（1）糖尿病患者：按照 1999 年世界卫生组织（WHO）以及《中国 2 型糖尿病防治指南（2017 年版）》糖尿病诊断标准，指空腹血糖≥7.0mmol/L 和 / 或服糖后 2 小时（OGTT-2h）血糖≥11.1mmol/L 者，和 / 或已被乡镇（社区）级或以上级别医疗机构确诊为糖尿病者。

（2）糖尿病患病率：糖尿病患者在总人群所占的比例。

（3）糖尿病患病知晓率：在糖尿病患者中，本次调查检测血糖之前即知道自己患有糖尿病者（经乡镇卫生院 / 社区卫生服务中心或以上级别医疗机构医生诊断）所占的比例。

（4）糖尿病治疗率：在糖尿病患者中，采取控制和治疗措施者（包括生活方式干预和 / 或药物治疗）所占的比例。

（5）糖尿病控制率：在糖尿病患者中，目前空腹血糖控制在 7.0 mmol/L 及以下者所占的比例。

（6）糖尿病治疗控制率：已采取控制和治疗措施的糖尿病患者中，目前空腹血糖控制在 7.0 mmol/L 及以下者所占的比例。

（7）血糖检测率：指未诊断为糖尿病居民 12 个月内主动和被动测量过血糖的比例。

3. **血脂异常** 总胆固醇（total cholesterol, TC）≥6.2mmol/L（240mg/dL）为高胆固醇血症；高密度脂蛋白胆固醇（high density lipoprotein cholesterol, HDL-C）<1.04mmol/L（40mg/dL）为低高密度脂蛋白胆固醇血症；低密度脂蛋白胆固醇（low density lipoprotein cholesterol, LDL-C）≥4.14mmol/L（160mg/dL）为高低密度脂蛋白胆固醇血症；甘油三酯（triglyceride, TG）≥2.26mmol/L（200mg/dL）为高甘油三酯血症。

（1）高胆固醇血症患病率：指高胆固醇血症者在总人群中所占的比例。

（2）高甘油三酯血症患病率：指高甘油三酯血症者在总人群中所占的比例。

（3）高低密度脂蛋白胆固醇血症患病率：指高低密度脂蛋白胆固醇血症者在总人群中所占的比例。

（4）低高密度脂蛋白胆固醇血症患病率：指低高密度脂蛋白胆固醇血症者在总人群中所占的比例。

（5）总血脂异常患病率：在总人群中，胆固醇、甘油三酯、低密度脂蛋白胆固醇和高密度脂蛋白胆固醇任何一项异常者的比例。

（6）血脂检测率：过去 12 个月内至少检测过 1 次血脂者在总人群中所占的比例。

4. **心脑血管疾病**

（1）急性心肌梗死：心脏生物标志物（最好是肌钙蛋白）增高或增高后降低，至少有一次数值超过参考值上限的 99 百分位值，并有以下至少一项心肌缺血的证据即可被诊断为急性心肌梗死。

1）缺血症状：典型症状是严重而持久的胸痛，不典型者表现为轻微疼痛甚至没有或其他症状。

2）新的心肌缺血心电图变化，新的 ST 段改变或左束支传导阻滞。

3）心电图出现病理性 Q 波。

4）影像学证据显示新的活力心肌丧失或区域性心壁运动异常。

（2）脑卒中：是一组急性脑循环障碍所致的局限或全面性脑功能缺损综合征，包括出血性脑卒中、缺血性脑卒中和未分类脑卒中。

一般有以下临床症状表现：①症状突然发生；②一侧肢体（伴或不伴面部）无力、笨拙、沉重或麻木；③一侧面部麻木或口角歪斜（不包括周围性面瘫）；④说话不清或理解语言困难；⑤双眼向一侧凝视；⑥一侧或双眼视力丧失或模糊；⑦视物旋转或平衡障碍；⑧既往少见的严重头痛、呕吐；⑨上述症状伴意识障碍或抽搐。头颅 CT 或头颅 MRI 等影像学诊断支持脑出血或者脑梗死。

（3）急性心肌梗死事件发生率：指发生急性心肌梗死事件的数量占监测点地区常住人口总数的比例，常用 10 万分之几来表示。

（4）脑卒中急性事件发生率：指发生急性脑卒中事件的数量占监测点地区常住人口总数的比例，常用 10 万分之几来表示。

5. 慢性阻塞性肺疾病

（1）慢阻肺患者：调查时，在支气管舒张试验后肺功能测试中，第 1 秒用力呼气容积（FEV_1）最佳值与用力肺活量（FVC）最佳值之比小于 0.7 者。

（2）慢阻肺患病率：慢阻肺患者在总人群中所占的比例。

（3）慢阻肺患病知晓率：调查所确定的慢阻肺患者中，在调查前已经知道自己患有慢阻肺者（既往由乡镇及以上级别医疗机构诊断或由肺功能检查诊断）所占的比例。

（4）居民肺功能检查率：调查时自报既往接受过肺功能检查者在总人群中所占的比例。

（5）慢阻肺患者肺功能检查率：本次调查所确定的慢阻肺患者中，自报既往接受过肺功能检查者所占的比例。

6. 恶性肿瘤

$$癌症（某分癌）发病率 = \frac{某年某地所有癌症（某分癌）新发病例数}{某年某地平均人口数} \times 100\,000/10\,万$$

$$某年龄组癌症发病率 = \frac{某年龄组癌症新发病例数}{同年龄组人口数} \times 100\,000/10\,万$$

7. 骨质疏松症

（1）骨质疏松症：参照中华医学会骨质疏松和骨矿盐疾病分会《原发性骨质疏松症诊疗指南》，有以下 3 种情况任意一种即为骨质疏松症：①髋部或椎体脆性骨折；②双能 X 线吸收检测法（DXA）骨密度仪测量后计算 T 值≤−2.5；③骨量低下（T 值在 −2.5 至 −1.0 间），同时肱骨、骨盆或前臂发生脆性骨折。

（2）骨质疏松症患病率：本次调查确定的骨质疏松症者占总人群的比例。

（3）骨量低下：参照中华医学会骨质疏松和骨矿盐疾病分会《原发性骨质疏松症诊疗指南》，DXA 骨密度仪测量后计算 T 值在 −2.5 至 −1.0 间，且未达到骨质疏松诊断标准的判定为骨量低下。

（4）骨量低下流行率：本次调查中发现的骨量低下人数占总人群的比例。

（5）骨质疏松症患病知晓率：本次调查前知道自己患有骨质疏松症（经医生诊断）人数占本次调查发现的骨质疏松症总人数的百分比。

（6）骨密度检测率：调查时自报既往接受过骨密度检测者在总人群中所占的比例。

8. 阿尔茨海默病

（1）初步筛查：采用中文版 AD8 痴呆早期筛查表（AD-8），该量表共有 8 个项目，每个项目回答分为"0"否或"1"是,选择"1"的项目总数为 AD-8 评分。AD-8 评分≥2 的调查对象为初筛可疑认知异常,进行进一步筛查。

（2）进一步筛查:对 AD8 筛查可疑认知异常者进行简易精神状况检查（mini mental status examination, MMSE）量表筛查,通过 30 个项目的问题评估患者的认知功能障碍,每个项目评分为"0"或"1",所有项目评分总和为 MMSE 得分。按教育程度划分,MMSE 得分文盲组≤17 分,小学组≤20 分,初中及以上组≤24 分,即判断为认知异常（可疑痴呆病例）。

（3）临床诊断:对经上述两步骤筛查获得的可疑痴呆人群,进行临床转诊,由协作医院神经内科医生根据统一的临床路径及诊断标准进行临床检查和诊断。阿尔茨海默病诊断标准采用美国神经病学、语言障碍和卒中 - 老年性痴呆和相关疾病学会（NINCDS-ADRDA）诊断标准作出诊断。

（4）阿尔茨海默病患病率:确诊阿尔茨海默病患者在总人群所占的比例。

9. 帕金森病

（1）初步筛查:采用帕金森病筛查量表（Parkinson's Disease Symptom Inventory, PDSI）,量表含 9 个问题,每个回答分为"0"否或"1"是,选择"1"的项目总数为 PDSI 评分。PDSI 评分 >2 的调查对象为帕金森病初步筛查阳性。

（2）进一步筛查:根据帕金森病 3 个核心症状,自报有运动缓慢以、静止性震颤和肌肉僵直中的至少一项,即定义为二次筛查阳性,判断为可疑帕金森病例。

（3）临床诊断:对经由上述两步骤筛查获得的可疑帕金森病调查对象,进行临床转诊,由协作医院神经内科医生根据统一临床路径及诊断标准进行临床检查和诊断。采用《中国帕金森病的诊断标准（2016 版）》对帕金森病作出诊断。

（4）帕金森病患病率:确诊帕金森病患者在总人群所占的比例。

10. 慢性肾病

（1）慢性肾病:按照改善全球肾脏病预后组织（KDIGO）发布的"KDIGO 2012 Clinical Practice Guideline for Evaluation and Magagement of Chronic Kidney Disease"标准,估算的肾小球滤过率（estimated glomerular filtration rate, eGFR）<60 mL/（min·1.73 m²）或尿蛋白 / 肌酐比值 >30mg/g 被定义为慢性肾病。

（2）慢性肾病患病率:符合 KDIGO 慢性肾病诊断标准者在总人群中所占的比例。

11. 贫血

（1）贫血:以 WHO 制定的贫血诊断标准（血红蛋白: 15 岁及以上男性 <130g/L,女性 <120g/L）为参考值,经海拔高度调整后诊断贫血,见附表 2。

附表 2　经海拔高度调整后的贫血诊断标准

海拔高度 /m	血红蛋白界值增加量 /（g·L⁻¹）	海拔高度 /m	血红蛋白界值增加量 /（g·L⁻¹）
<1 000	0	3 000~	19
1 000~	2	3 500~	27
1 500~	5	4 000~	35
2 000~	8	4 500~	45
2 500~	13		

（2）贫血率：指人群中贫血者所占的比例。

12. 慢性病多病共存　多病共存患病率，即人群中同时患有多种慢性病者（包括高血压、糖尿病、血脂异常、慢性肾病、自报慢阻肺、自报心肌梗死、自报脑卒中、自报恶性肿瘤）的比例。

（三）慢性病主要危险因素流行状况

1. 膳食

（1）蔬菜：各种未经特殊加工（如腌、晒、泡制等）的新鲜蔬菜。

（2）水果：各类未经特殊加工（如腌、晒、泡制、蒸、煮等）的新鲜水果。

（3）红肉：各类未经特殊加工（如腌、熏、酱等）的新鲜或冷冻的家畜肉，包括猪、牛、羊等。

（4）日均蔬菜水果摄入不足：按照 WHO《非传染性疾病全球综合监测框架和自愿目标（2013—2025）》的指标定义，日均蔬菜和水果类摄入量低于 400g 被视为摄入不足。

（5）红肉摄入过多：根据世界癌症研究基金会《食物、营养、身体活动和癌症预防》的推荐，猪、牛、羊肉等红肉类食物平均日均摄入量按生重计不应超过 100g。本报告将日均摄入量在 100g 以上视为红肉摄入过多。

（6）蔬菜水果摄入不足率：日均蔬菜水果摄入量低于 400g 者在总人群中所占的比例。

（7）红肉摄入过多率：日均红肉摄入量高于 100g 者在总人群中所占的比例。

（8）营养补充剂使用的比例：人群中使用营养补充剂者（包括钙、铁、维生素）的比例。

2. 身体活动

（1）经常锻炼率：每周至少有 3 天参加业余锻炼，每天锻炼至少持续 10 分钟者在总人群中所占的比例。

（2）身体活动不足：按照 WHO《全球非传染性疾病综合监测框架和自愿性目标（2013—2025）》的指标定义，指通常一周内总活动时间（高强度活动时间 ×2、中等强度活动时间）不足 150 分钟。

（3）身体活动不足率：身体活动不足者在总人群中所占的比例。

（4）总静态行为时间：安静地坐着、靠着或躺着看电视、使用电脑、玩电子游戏、阅读等静态行为的时间总和。

3. 吸烟行为

（1）现在吸烟者：调查时在吸烟的人，包括每日吸烟者和偶尔吸烟者。

（2）每日吸烟者：调查时每天都吸烟的人。

（3）现在吸烟率：现在吸烟者在总人群中所占的比例。

（4）现在每日吸烟率：每日吸烟者在总人群中所占的比例。

（5）二手烟暴露率：从不吸烟者中，通常情况下每周至少 1 天暴露于二手烟的人所占的比例。

（6）戒烟者：过去曾吸过烟，但调查时已不再吸烟者。

（7）戒烟率：戒烟者在所有曾经和现在吸烟者中所占的比例。

（8）成功戒烟率：调查时已戒烟 2 年或以上者在所有吸烟者中所占的比例。

4. 饮酒行为

（1）饮酒：喝过购买或自制的各类含有乙醇成分的饮料，包括啤酒、果酒、白酒、黄酒、糯米酒、青稞酒等。

（2）饮酒者日均酒精摄入量：饮酒者平均每天所摄入的酒精克数。

（3）危险饮酒：按照 WHO "International Guide for Monitoring Alcohol Consumption and Related Harm" 的指标定义，指男性饮酒者日均酒精摄入量≥41g 并且 <61g 的饮酒行为，女性饮酒者日均酒精摄入量≥21g 并且 <41g 的饮酒行为。

（4）有害饮酒：按照 WHO "International Guide for Monitoring Alcohol Consumption and Related Harm" 的指标定义，指男性饮酒者日均酒精摄入量在 61g 及以上的饮酒行为，女性饮酒者日均酒精摄入量在 41g 及以上的饮酒行为。

（5）过去 30 天饮酒率：过去 30 天内有饮酒行为者在总人群中所占的比例。

（6）经常饮酒率：自调查之日起过去 12 个月内曾饮酒的人群中，每周 5 天或 5 天以上曾饮酒者所占的比例。

（7）危险饮酒率：具有危险饮酒行为者占饮酒者的比例。

（8）有害饮酒率：具有有害饮酒行为者占饮酒者的比例。

本报告中，高度白酒的酒精度按 52% 计算，低度白酒为 38%，啤酒为 4%，黄酒、糯米酒为 18%，葡萄酒为 10%。

5. 体重

（1）体重指数（body mass index, BMI）：计算公式为 BMI= 体重（kg）/ 身高（m）^{2}。

（2）低体重、正常体重、超重和肥胖：按照《成人体重判定》（WS/T 428—2013）标准 BMI<18.5kg/m^2 为低体重，18.5kg/m^2≤BMI<24.0kg/m^2 为正常体重，24.0kg/m^2≤BMI<28.0kg/m^2 为超重；BMI≥28.0kg/m^2 为肥胖。

（3）低体重率：BMI 计算值达到低体重范围者在总人群中所占的比例。

（4）超重率：BMI 计算值达到超重范围者在总人群中所占的比例。

（5）肥胖率：BMI 计算值达到肥胖范围者在总人群中所占的比例。

（6）中心型肥胖：按照《成人体重判定》（WS/T 428—2013），男性腰围≥90cm，女性腰围≥85cm 定义为中心型肥胖。

（7）中心型肥胖率：腰围达到中心型肥胖范围者在总人群中所占的比例。

（四）功能障碍状况

1. 失能

（1）日常生活活动能力（ADL）：反映失能情况，可通过 6 项（穿衣、吃饭、洗澡、室内行走、上厕所和上下床）基础性日常生活活动（BADL）量表和 8 项（打电话、购物、做饭菜、做家务、洗衣服、乘公共汽车、吃药和打理自己钱财）工具性日常生活活动（IADL）量表进行评估。

（2）ADL 各项受损：ADL 的每项功能均作 4 级评分，"1"自己可以做，"2"有些困难，"3"需要帮助，"4"根本没法做。单项功能以"3. 需要帮助"或"4. 根本没法做"作为该项受损。

（3）ADL 失能：是指 ADL 各项中有至少一项受损的人。

（4）ADL 失能率：是指 ADL 失能者在总人群中所占的比例。

2. 睡眠状况

（1）平均每日睡眠时间：每日夜间睡眠的平均时间。

（2）睡眠障碍：过去 30 天内，每周至少 3 天出现入睡困难、中间觉醒两次及以上、服用安眠药或早醒中任一情况。

（3）自报睡眠障碍流行率：自报睡眠障碍者在总人群中所占的比例。

3. 抑郁症状

（1）抑郁症状：采用 PHQ-9 抑郁症筛查量表，根据过去两周的情况筛查抑郁症状。量表共有 9 道题，每道题分为四个选项，完全不会 =0 分，几天 =1 分，一半以上的日子 =2 分，几乎每天 =3 分，9 道题分数相加为该量表得分，总分 0~27 分，总分在 0~4 分为正常，5~9 分为可能存在轻度抑郁症状，10~14 分为可能存在中度抑郁症状，15 分及以上为可能存在重度抑郁症状。

（2）抑郁症状流行率：筛查结果为可能存在轻度及以上抑郁症状的人数占调查人数的百分比。

4. 听力状况　采用统一规格的符合《电声学　测听设备　第 1 部分：纯音听力计》（GB/T 7341.1—2010）标准的筛查型纯音听力计进行气导纯音筛选测听法来评价老年人听功能的损失情况。听力测试在本底噪声 <50dB 的室内进行，测试内容为被测试者裸耳听力，测试 500Hz、1 000Hz、2 000Hz、4 000Hz 四个频率的听阈，以较好耳计，取平均听阈值。按 WHO1997 年的听力损失分级标准，根据四个频率（500Hz、1 000Hz、2 000Hz、4 000Hz）的平均纯音听阈（PTA）判定听力损失程度，分轻度、中度、重度和极重度 4 个等级，见附表 3。

附表 3　听力损失分级标准

听力损失分级	较好耳平均听力损失听阈均值 /dB HL
正常	≤25
轻度	26~40
中度	41~60
重度	61~80
极重度	≥81

听力损失现患率，即根据纯音听力测试结果存在各级听力损失人数占调查人数的百分比。

5. 牙齿留存状况

（1）人均存留牙数：平均每个人口腔内存留的真牙的颗数。

（2）人均存留牙对数：平均每个人口腔内存留的真牙的对数（上颌与下颌对应的牙齿均存在则为一对）。

（3）无牙颌：口腔内存留牙齿数为 0。

6. 便秘

（1）便秘：每周排便少于 3 次，并且排便不畅、费力、困难，粪便干结且量少。

（2）自报便秘患病率：自报有便秘的患者占总人群的比例。

（五）口腔健康状况

（1）龋均（DMFT）：人均恒牙龋坏、因龋缺失及因龋充填牙数。

（2）患龋率：根据龋、失、补牙数计算的患龋人数占受检人数的百分率。

（3）龋补充填比：已经充填的患龋牙齿占全部患龋牙齿的比例。

（4）根龋龋均：人均根面龋坏及因龋充填牙数。

（5）根龋患龋率：有根龋、因根龋充填的人数占受检人数的百分率。

（6）牙周健康率：全口无牙龈出血、无牙周袋以及无附着丧失或附着丧失不超过 3mm 的人数占受检人数的百分率。

（7）牙龈出血检出率：有牙龈出血的人数占受检人数的百分率。

（8）牙石检出率：有牙石的人数占受检人数的百分率。

（9）牙周袋检出率：有≥4mm 牙周袋的人数占受检人数的百分率。

（10）牙周附着丧失检出率：有牙周附着丧失≥4mm 的人数占受检人数的百分率。

（11）口腔黏膜异常检出率：有任何一种口腔黏膜异常的人数占受检人数的比例（/10 万）。

（12）义齿修复率：缺失牙已经进行义齿修复的人数占受检人数的比例。

（六）伤害

（1）跌倒：包括跌伤、坠落伤、摔伤；包括同一平面的滑倒、绊倒和摔倒，如因路面有冰而滑倒，以及从一个平面至另一个平面的跌落，如从高处跌落。

（2）道路交通伤害：包括机动车车祸和非机动车车祸，其中机动车车祸是指发生在道路上、至少牵涉一辆行进中的机动车的碰撞或事件所导致的致死性或非致死性损伤，非机动车车祸是指发生在道路上、至少牵涉一辆行进中的非机动车的碰撞或事件所导致的致死性或非致死性损伤。电动自行车为非机动车。

（3）自杀：个体自己完成，并知道会造成死亡结果的某种积极或者消极的行动并直接或间接造成死亡结局。

参 考 文 献

［1］国家统计局 . 第五次全国人口普查公报（第 1 号）［EB/OL］.（2001-05-15）［2022-09-19］. http：//
www.stats.gov.cn/sj/tjgb/rkpcgb/qgrkpcgb/202302/t20230206_1901984.html.

［2］国家统计局 . 第七次全国人口普查公报（第五号）［EB/OL］.（2021-05-11）［2022-09-19］. http：//
www.stats.gov.cn/sj/zxfb/202302/t20230203_1901085.html.

［3］United Nations Department of Economic and Social Affairs（UN DESA）. World Population Prospects
2019, Volume Ⅱ：demographic profiles［EB/OL］.［2022-09-19］. https：//www.un.org/development/desa/pd/sites/
www.un.org.development.desa.pd/files/un_2019_wpp_vol2_demographic-profiles.pdf .

［4］杜鹏,李龙 . 新时代中国人口老龄化长期趋势预测［J］. 中国人民大学学报,2021, 35（1）：96-109.

［5］伏蕊,杨跃进,窦克非,等 . 中国不同年龄的急性心肌梗死患者危险因素、症状和诱因的差异分析
［J］. 中华心血管病杂志,2016, 44（4）：298-302.

［6］高晓津,杨进刚,杨跃进,等 . 中国急性心肌梗死患者心血管危险因素分析［J］. 中国循环杂志,
2015, 30（3）：206-210.

［7］国家心血管病中心 . 中国心血管健康与疾病报告 2020［M］.北京：国家心血管病中心,2021.

［8］BHASKARAN K, DOS-SANTOS-SILVA I, LEON D A, et al. Association of BMI with overall and
cause-specific mortality：a population-based cohort study of 3.6 million adults in the UK［J］. Lancet Diabetes &
Endocrinology, 2018, 6（12）：944-953.

［9］张贺,姜立刚 . 帕金森病非运动症状研究现状［J］.中国实用神经疾病杂志,2021, 24（1）：72-76.